"常见病的护理与健康教育"丛书／总主编　王颖　张丽平

常见病的护理
与健康教育概论

主　编　李　琰　苏惠琴
副主编　吕　芳　陈秀萍　金俭英

U0321887

中山大学出版社
·广州·

图书在版编目（CIP）数据

常见病的护理与健康教育概论/李琰，苏惠琴主编；吕芳，陈秀萍，金俭英副主编. — 广州：中山大学出版社，2013.7

（"常见病的护理与健康教育"丛书/总主编　王颖　张丽平）

ISBN 978-7-306-04588-1

Ⅰ．①常… Ⅱ．①李…②苏…③吕…④陈…⑤金… Ⅲ．①常见病—护理 ②健康教育 Ⅳ．① R47 ② R193

中国版本图书馆 CIP 数据核字（2013）第 128419 号

出 版 人：徐　劲
策划编辑：周建华
责任编辑：曾育林
封面设计：小鸟设计工作室
责任校对：王　飒
责任技编：黄少伟
出版发行：中山大学出版社
电　　话：编辑部 020 - 84111996，84111997，84113349，84110779
　　　　　发行部 020 - 84111998，84111981，84111160
地　　址：广州市新港西路 135 号
邮　　编：510275　　传　真：020 - 84036565
网　　址：http://www.zsup.com.cn　　E-mail:zdcbs@mail.sysu.edu.cn
印 刷 者：北京佳信达欣艺术印刷有限公司
规　　格：787mm×1092mm　　1/16　　16 印张　　302 千字
版次印次：2013 年 7 月第 1 版　　　2013 年 7 月第 1 次印刷
定　　价：29.80 元

如发现本书因印装质量影响阅读，请与出版社发行部联系调换

"常见病的护理与健康教育"丛书编委会

总 主 编：王　颖　张丽平

执行主编：郑访江　祁　琴　郭雪梅

编　　委：（以姓氏笔画为序）

王　蓓	王悦岚	王淑英	田召焕	冉光丽	吕　芳
刘叶荣	刘　琳	刘会英	许海英	孙永翠	纪元春
买晓霞	关雪梅	朱永红	师　燕	苏惠琴	李　琰
李淑萍	李具金	陈秀萍	陈淑霞	张小仙	张晓玲
张致萍	张艳琴	张中华	张祖萍	张胜利	张新梅
芦红涛	何国玲	邵继萍	吴惠霞	杨小芳	杨明霞
金俭英	金玉霞	武　芹	苗晓琦	郭秀珍	骆秀萍
贺红梅	赵　昭	胡　烨	秦元莉	柴玉琼	曹　玲
曾潮兰	强凌云	慕容轩	慕熙霞	谯喜荣	薛世萍

前　言

　　"三分治疗，七分护理。"这说明生病了首先要调治，但是除了调治之外，更重要的是调养和护理。这一经验认识，是人们在与疾病作斗争的长期实践中形成的，也为医疗工作几千年的发展史所证实。人们已普遍认识到，生了病不仅要吃药打针，还要精心调护，护理后还要注意预防疾病复发。那么，如何才能做好调护呢？确切地说，应包括两个方面，一是调治，二是调养。正常人生活在自然界中，受到各种因素的影响就会生病，而一旦生病，不仅要调治，更要调养。因此，正确地进行养生，使身体恢复健康，就要顺从自然界"生、长、化、收、藏"的规律。只有很好地进行调养才能达到康复，才能使身体恢复到原来的健康状态。中医的调护与健康教育密切结合，古代医家将其称之为"治未病"。"治未病"既体现在养生、抗衰、延寿、健身、美容、驻颜等方面，又可见于运用内服药物、外治、食疗（包括药膳、药酒、药茶、药点等）、针灸、推拿、气功等方法进行治疗，以达到早期根治、控制病情的目的；在治疗的同时积极进行正确的调养和健康教育，对病后身体恢复可起到非常重要的作用。因此，只有了解护理健康教育的知识后，才能有效地进行调理，从而达到真正的康复。

　　甘肃省中医院组织有关专家编写了"常见病的护理与健康教育"系列丛书。本丛书分概论、内科、外科、妇产科、儿科、骨科、急救科、五官科、肿瘤科、老年病科 10 个分册，简要介绍了常见病证的概述、病因病机、临床表现、处理原则、护理措施、健康教育等内容，是一套运用预防保健理论开展护理健康教育的实用性读本。我们希望这套系列图书的出版发行能为广大护理工作者带去理论和实践方面的基本知识，并能大力普及和运用这些知识，以进一步推进护理健康教育工作，努力为病患者提供满意的服务。

编者

2013 年 6 月

目　录

第一章
护理学概论

01 | 护理学发展史

护理学的形成及发展与人类文明、科学的进步息息相关，人类健康水平的提高和社会需求的不断变化深刻影响着护理实践，并推动着护理学的发展。了解护理学的发展历史，有助于提高对护理学本质的认识和理解，明确护理工作的目标和时代所赋予护士的历史责任。

一、护理学的形成与发展

（一）古代护理的孕育

1. 人类早期护理

人类为了生存，在与自然界的斗争中，积累了许多生活和生产经验，逐渐形成"自我保护"式的医疗照顾。例如，用溪水清洗伤口，防止伤口恶化；火的发明促使人类认识到熟食可减少胃肠道疾病；腹部不适时，用手抚摸可减轻疼痛等。

早期人类为抵御恶劣的生活环境，人们逐渐按血缘关系聚居，形成了以家族为中心的母系氏族社会，妇女在其中担负起照顾家中伤病者的责任，形成了原始社会"家庭式"的医护合一的照顾方式。

在原始社会，由于当时人类对疾病缺乏科学的认识，常把疾病看成是灾难，是神灵主宰或魔鬼作祟，于是产生迷信和宗教，巫师也应运而生。他们用祷告、念咒、捶打、冷热水浇浸等方法祈求神灵的帮助，以减轻病痛，使医护照顾长期与宗教和迷信活动联系在一起，形成了早期的"宗教护理"。

后来，人们在征服伤病过程中，经过长期实践和思考，一些人开始摈弃了巫术，而采用了原始的医术，使医巫逐渐分开。在一些文明古国如中国、印度、埃及、希腊、罗马等开始运用止血、包扎、伤口缝合、催眠术等方法处理伤痛和疾病，并有了关于疾病治疗、疾病预防、公共卫生等医护活动的记载。

2. 中世纪的护理

中世纪护理的发展受到宗教和战争两个方面的影响。

（1）宗教。在中世纪的欧洲，由于政治、经济、宗教的发展，各国先后建立了数以百计的大小医院，作为特定的慈善机构为孤儿、寡妇、老人、病人和穷人提供照护。其中，护理工作主要由修女承担，她们以丰富的经验和良好的道德品质提高了护理工作的社会地位，推动了护理事业的发展。在这一时期，形成了一些为病人提供初步护理的宗教、军队和民俗性的护理社团，使护理服务逐渐由"家庭式"转向了"社会化和组织化服务"。

（2）战争。12～13世纪欧洲基督教徒和穆斯林教徒为争夺圣城耶路撒冷，展开了长达200年的宗教战争。由于连年战乱，伤病者增多，传染病大肆流行。加之当时的医院设备简陋，床位不足，管理混乱，护理人员不足且缺乏护理知识，病人死亡率很高。此外，宗教的束缚和影响使有些医院在神职人员的控制下，令病人靠祷告和斋戒来拯救灵魂，并不真正致力于提高医疗护理的水平。因此，当时的护理工作多限于简单的生活照料。

3. 文艺复兴时期的护理

文艺复兴时期，西方国家又称之为科学新发现时代，其间建立了许多图书馆、大学、医学院校。医学科学的迅猛发展，涌现出许多著名的先驱者。1543年比利时医生安德烈·维萨里出版了第一部《人体的构造》，被认为是解剖学的初创。1628年英国医生哈维发表了著名的《心血运动论》，对血液循环中心脏与血管的关系进行了科学的描述。但此时护理的发展与医学的进步极不相称，护理工作停滞不前长达200年之久，被称为护理史上的黑暗时代。主要原因是：①由于当时社会重男轻女，妇女得不到良好的教育。②工业革命带来经济繁荣的同时改变了人们的价值观，社会上很少有人愿意参与济贫扶弱的社会福利事业。③教会腐败，战争频发，致使很多教会和修道院被毁。医院停办，男女修士离开医院，导致病人无人照顾。

（二）近代护理学的诞生

19世纪期间，随着科学的发展、医学的进步，社会对护士的需求增加，护理工作的地位有所提高，护士职责被社会认同，欧洲相继开设了许多护士训练班。1836年，德国牧师西奥多·弗里德尔在德国凯塞威尔斯城建立了女执事训练所招收年满18岁，身体健康、品德优良的妇女给予专门的护理训练。

19世纪中叶，南丁格尔首创了科学的护理专业，使护理学逐步迈上了科学的发展轨道，这是护理学发展的一个重要转折点，也是护理专业化的开始。

1. 南丁格尔生平

弗罗伦斯·南丁格尔，英国人，1820年5月12日出生于父母的旅行地——意大利佛罗伦萨，5岁随父母返回英国定居。在这个富有的、有教养的家庭里，南丁格尔接受了良好的家庭教育，精通英国、法国、德国、意大利、希腊及拉丁语，并擅长数学、哲学、历史与音乐等。少女时的南丁格尔受母亲慈爱秉性的影响，表现出深厚的爱心，对护理工作产生了浓厚的兴趣。她立志要成为一个有作为的人，1837年她在自己的日记中写道"我听到了上帝在召唤我为人类服务"。

1850年，她不顾家人的强烈反对和当时社会上鄙视护士的不良风气，冲破重重阻力，毅然前往德国凯塞威尔斯的女执事训练所接受三个月的短期护士训练，开始了她的护理职业生涯。她深入调查了英国、法国、德国等国家护理工作中存在的问题，收集了大量的资料，回国后，她被任命为英国伦敦妇女医院的院长。她强调病房必须空气新鲜、条件舒适、环境清洁、利于安静修养等。在她的领导下，医院的护理工作大为改进，同时她在护理、行政与组织方面的天资和智慧也得到展现。

1854—1856年，英国、法国等国家与俄国爆发了克里米亚战争，当时报纸报道在前线浴血奋战的英国士兵，由于得不到合理的救护而大批死亡，病死率竟高达42%。这个消息被英国新闻媒体报道，引起英国朝野和社会的极大震惊，舆论一片哗然。

南丁格尔闻讯后立即写信给当时的英国陆军大臣，要求志愿带领护士开赴战地医院，救护伤兵。获准后，南丁格尔率领38名护士，克服重重困难，顶住前线医院人员的抵制和非难，凭着对护理事业的执著追求与抱负，抵达战地医院。她组织护士立即清理垃圾，改善医院环境；设法调整膳食，加强伤兵营养；为伤兵清洗伤口，消毒物品；建立阅览室，活跃伤兵的生活；帮助伤兵书写家信，满足思乡心理需要。她经常手持油灯巡视各个病房，亲自安慰受伤士兵，南丁格尔忘我的献身精神赢得了医护人员的信任和伤兵们的尊敬。士兵们称颂她为"提灯女神"、"克里米亚天使"。由于南丁格尔夜以继日的辛勤工作，战地医院在短短数月内迅速改观。半年后，英军士兵的死亡率下降到2.2%。南丁格尔卓有成效的工作业绩，震动了整个英国，英国朝野改变了对护士的评价，护理工作从此受到社会的重视。

由于南丁格尔功绩卓著，为表彰并支持她的工作，英国国民募捐建立了南丁格尔基金。1907年，英国国王授予她最高国民荣誉勋章，她是英国妇女中第一位受此殊荣者。为纪念这位护理专业的奠基人，英国伦敦和意大利佛罗伦萨都铸造了她的铜像。1912年国际护士会确定将南丁格尔诞辰日作为国际护士节。同年，国际红十字会在华盛顿召开的第九届大会，正式确定设立南丁格尔奖章，作为各国护士的最高荣誉奖，每两年颁发一次。截至2007年，已颁发了41次奖章，全世界有1 309名优秀护士获此殊荣，其中有48位是我国的优秀护理工作者。

2. 南西格尔对护理学的伟大贡献

（1）创建世界上第一所护士学校。克里米亚战争的护理实践使南丁格尔越发深信护理是科学事业，再度确认了护士必须接受严格的科学训练，具有专业的知识和良好的品行。1860年，南丁格尔在英国的圣托马斯医院创办了世界上第一所正规的护士学校，为现代护理教育奠定了基础。从1860年至1890年共培养了1005名学生，她们活跃在欧美各国，弘扬南丁格尔精神，使南丁格尔式的护士学校如雨后春笋般纷纷成立，形成具有专门知识、受过专门训练的护士队伍推动护理事业进入了崭新局面，国际上称该时期为"南丁格尔时代"。

（2）著书立说指导护理工作。南丁格尔一生撰写了大量的笔记、报告和论著，其中《影响英军健康、效率与医院管理问题摘要》的报告被认为是当时医院管理最有价值的文献。1858年至1959年分别撰写了《医院札记》及《护理札记》。在《医院札记》中，她阐述了自己对改革医院管理及建筑方面的构思、意见及建议。而《护理札记》被认为是护士必读的经典著作，曾被译成多种文字。她在书中精辟地指出了环境、个人卫生、饮食对服务对象的影响；直至今日她的理念和思想对护理实践仍有其指导意义，南丁格尔的论著奠定了近代护理专业的理论基础。

（3）首创了科学的护理专业。南丁格尔对护理事业的杰出贡献，还在于她使护士走向科学的专业化轨道，使护理从医护合一的状态中成功地分离出来。她认为"护理是一门艺术，需要以组织性、实务性及科学性为基础"。她确定了护理学的概念和护士的任务，提出了公共卫生的护理思想，重视服务对象的生理及心理护理，并发展了自己独特的护理环境学说。她对护理专业及其理论的概括和精辟论述，形成了护理学知识体系的雏形，奠定了近代护理理论基础，确立了护理专业的社会地位和科学地位，推动护理学成业一门独立的科学。

（4）创立了护理制度。出了护理要采用系统化的管理方式，使护士担负；并授予护士适当的权利，以充分发挥护士的潜能；同时主张"护理人员应由护理人员来管理"，要求每个医院必须设立护理部，由护理部主任负责全院的主任负责全院的护理管理工作，此外，她还制定了关于医院设备及环境方面的管理要求，促进了护理工作质量和效率的提高。

（三）现代护理学的发展

1. 以疾病为中心的阶段

20世纪前半叶，随着社会的进步，医学科学逐渐摆脱了宗教和神学的影响，各种科学学说纷纷建立，生物医学模式形成，揭示了健康与疾病的关系，认为疾病是由于细菌与外伤引起的机体结构改变和功能异常，形成了"以疾病为中心"的医学指导思想，因此，一切医疗活动都围绕着疾病开展，医疗活动局限在医院进行，以消除病灶为基本目标。

此阶段护理业务的特点是：①护理已成为专门的职业，护士从业前必须经过专门的特殊培训。②护理从属于医疗，护士被看作是医生的助手。③护理工作的主要内容是执行医嘱和完成各项护理技术操作。④由于护理尚未形成独立的理论体系，因此护理教育类同于医学教育，课程内容涵盖较少的护理内容。

2. 以病人为中心的阶段

20 世纪中叶，社会科学以及系统科学的发展，促使人们重新认识人类健康与生理、心理、环境的关系。1948 年，世界卫生组织（WHO）提出了新的健康定义，进一步扩展了健康研究和实践的领域。1955 年，美国护理学者莉迪亚·海尔首次提出护理程序，使护理有了科学的工作方法。1977 年，美国医学家恩格尔提出了"生物－心理－社会医学模式"，在这一新观念的指导下，护理发生了根本性的变化，理由是"以疾病为中心"转向了"以病人为中心"的护理阶段。

此阶段护理的特点是：①强调护理是一门专业，逐步建立了护理的专业理论基础。②护士与医生成为合作伙伴关系。③护理工作内容不再是单纯地、被动地执行医嘱和完成护理技术操作，取而代之的是对病人实施身、心、社会等全方位的整体护理，满足病人的健康需要。④护理学逐渐形成了独立的学科理论知识体系，脱离了人类同医学教育的课程设置，建立了以病人为中心的教育和临床实践模式。

3. 以人的健康为中心的阶段

社会经济的快速发展使人民生活水平不断提高，医学技术的日新月异使过去威胁人类健康的传染性疾病得到有效控制，而与人的行为生活方式相关的疾病，如心脑血管病、恶性肿瘤、糖尿病、意外伤害等逐渐成为当今威胁人类健康的主要问题。疾病谱的改变，进一步促使人们健康观念发生转变，加深了对健康与疾病关系的认识，主动寻求健康的行为获得人们的积极认同。1977 年 WHO 提出："2000 年人人享有卫生保健"的目标：对护理工作的发展产生巨大的推动作用，护理工作向着"以人的健康为中心"的方向迈进。

此阶段护理的特点是：①护理学成为现代科学体系中一门独立的、综合自然科学与社会科学的为人类健服务的应用科学。②护士角色多元化，使护士不仅是医生的合作伙伴，还是护理计划制订者、照顾者、教育者、管理者、咨询者、病人的代言人等。③护理工作场所从医院扩展到家庭和社区。④护理工作范畴从对病人的护理扩展到对人的生命全过程的护理，护理对象由个体扩展到群体。⑤护理教育方面有完善的教育体制，有雄厚的护理理论基础，有良好的科研体系，并有专业自主性。

二、中国护理学发展历程

（一）古代护理

我国古代护理是伴随着祖国医学的发展而产生的。当时医学的特点是医、药、护不分，护理寓于医药之中，强调"三分治，七分养"，其中的"养"即为护理。在祖国医学悠久的发展历史中，有许多经典的医学巨著都记载着丰富的护理技术和理论内容，蕴涵着鲜明的护理思想和内涵。例如，《黄帝内经》中记载的"肾病勿食盐"、"怒伤肝、喜伤心……"等，阐明了疾病与饮食调节、精神因素的关系；东汉末年名医张仲景发明了灌肠术、人工呼吸和舌下给药法；三国时期一代名医华佗编创"五禽戏"，提倡强身健体。唐代杰出医药学家孙思邈所著的《备急千金要方》中提出："凡衣服、巾、栉、枕、镜不宜与人同之"，强调了隔离预防的知识；宋代名医陈自明的《妇人十全良方》中，对孕妇产前、产后护理提供了许多宝贵资料。此外，有关口腔护理的重要性和方法也有记载，如"早漱口，不若将卧而漱，去齿间所积，牙亦坚固"等；明、清时期的胡正心提出用蒸气消毒法处理传染病人的衣物，当时还流行用燃烧艾叶、喷洒雄黄酒消毒；明代巨著《本草纲目》的作者李时珍是我国著名医药学家，他在看病的同时，兼给病人煎药、送药、喂药等。

祖国医学是中国几千年历史文化的灿烂瑰宝，孕育其中的中医护理虽然没有形成独立的学科，但为我国护理学的产生与发展奠定了丰富的理论与技术基础。

（二）近代护理

中国近代护理学的形成和发展，在很大程度上受西方护理的影响。鸦片战争前后，随着各国军队、宗教和西方医学的传入逐渐兴起。

1835年，英国传教士巴克尔在广州开设了第一所西医院，两年后，医院即以短训班的方式培训护理人员。

1884年，美国妇女联合会派到中国的第一位护士麦克奇尼在上海妇孺医院推行"南丁格尔护理制度"。

1888年，美籍约翰逊女士在福建省福州市开办了我国第一所护士学校。

1900年，随着中国各大城市教会医院的纷纷成立，各地相继开设护士训练班或护士学校，形成了最早的护理专业队伍。

1909年，中华护士会在江西牯岭正式成立（1937年改为中华护士学会，1984年改为中华护理学会）。学会的主要任务是制定和统一护士学校的课程，编译教材，办理学校注册，组织毕业生会考和颁发护士执照。

1914年，担任中华护士会副理事长的钟茂芳认为从事护理工作的人员应具有必要的科学知识，故将"nurse"一词译为"护士"，一直沿用至今。

1920年，《护士季报》创刊，这是我国第一份护理专业报刊。

1920年，北京协和医学院开办高等护理教育，招收高中毕业生，学制4～5年，培养了一批水平较高的护理师资和护理管理人员。

1922年，国际护士会（ICN）正式接纳中华护士会为第11个会员国。

1931年，在江西汀州开办了中央红色护士学校。

1934年，成立中央护士教委员会，成为中国护士教育的最高行政领导机构。

1941年，延安成立了中华护士学会延安分会。1941年和1942年毛泽东同志先后为护士题词："护理工作有很大的政治重要性"，"尊重护士，爱护护士"。

1949年，统计全国共建立护士学校183所，有护士32800人。

（三）现代护理

1. 护理教育

（1）中等护理教育。1950年在北京召开了第一届全国卫生工作会议，此次会议对护理专业教育进行统一规划，将中等专业教育确定为培养护士的唯一途径。制订了全国统一的护理专业教学计划，编写出版了21本有关护理专业教材，使护理教育步入国家正规教育体系，为国家培养了大批合格的护理人才。

（2）高等护理教育。1983年天津医学院率先在国内开设了5年制本科护理专业，学生毕业后获学士学位。中断30年的中国高等护理教育从此恢复，极大地促进了我国护理学科的发展。此后，其他院校也纷纷开设了四年制或五年制的本科护理专业，截至2003年年底，我国护理本科教育院校133所，护理专科教育院校255所。

（3）硕士、博士教育。1992年经国务院学位委员会审定，批准北京医科大学（现北京大学医学部）护理系开始招收护理硕士生。1994年，在美国中华医学基金会的资助下，国内多所大学与泰国清迈大学联合举办了护理研究生班，至今已为中国各院校培养硕士毕业的护理人才123名。据不完全统计，目前全国已有20多个护理学硕士学位授予点。2004年，协和医科大学及第二军医大学分别被批准为护理学博士学位授权点。目前，我国已形成了多层次、多渠道的护理学历教育体系。

（4）继续护理教育。1987年国家发布了《关于开展大学后继续教育的暂行规定》。之后国家人事部又颁发了相应的文件，规定了继续教育的要求。1996年，卫生部继续医学教育委员会正式成立。1997年，卫生部继续教育委员会护理学组成立，标志着我国的护理学继续教育正式纳入国家规范化的管理。1997年，中华护理学会制定了护理继续教育的规章制度及学分授予办法，使护理继续教育更加制度化、规范化及标准化。

2. 护理实践

自1950年以来，我国临床护理工作一直以疾病为中心，护理技术操作常规多围绕完成医疗任务而制定，医护分工明确，护士为医生的助手，护理工作处于被动状态。

1980年以后，随着改革开放政策的实施，国内外频繁的护理学术交流，逐渐引入国外新的护理理念和护理理论，以及生物、心理、社会医学模式的转变，使临床护理开始探讨以病人为中心的整体护理模式并付诸实践，为病人提供积极、主动的护理服务。同时，护理工作的内容和范围不断扩大，新的护理技术的发明和应用得到普及，器官移植、显微外科、重症监护、介入治疗、基因治疗等专科护理正在迅速发展。此外，健康观念的更新，使护理工作的范围延伸到社区和家庭，健康教育的普及、家庭护理、社区护理广泛开展，推动了护理实践的创新发展。

3. 护理管理

（1）建立健全护理管理系统。为加强对护理工作的领导，完善护理管理体制，1982年卫生部医政司设立了护理处，负责全国的护理管理，制定了相关政策、法规。各省、市、自治区、直辖市卫生厅（局）在医政处下设专职护理干部，负责管辖范围的护理管理。300张以上床位的医院均设立护理部，实行护理三级管理制；300张床位以下的医院由总护士长负责，实行护理二级管理制。护理部负责护士的培训、调动、任免、考核、晋升及奖励等，充分发挥护理部在医院管理中的作用，保障了医院的护理质量。

（2）建立晋升考核制度。1979年国务院批准卫生部颁发了《卫生技术人员职称及晋升条例（试行）》，该条例明确规定了护理专业人员的技术职称：高级技术职称为主任护师、副主任护师，中级技术职称为主管护师，初级技术职称为护师、护士。各省、市、自治区制定了护士晋升考核的具体内容和方法，使护理人员具有了完善的护理晋升考试制度。

（3）建立护士执业考试与注册制度。1993年卫生部颁发了新中国成立以来第一个关于护士执业和注册的部长令和《中华人民共和国护士管理办法》。1995年6月全国举行了首次护士执业考试，凡在我国从事护士工作的人员，都必须通过国家护士执业考试，合格者方可取得护士执业证书，申请注册。

4. 护理科研

随着护理教育的发展，越来越多接受了高等护理教育的护士进入临床、教育和管理岗位，推动了护理科学研究的发展。护理科学研究在选题的先进性、方法的科学性、结果的准确性、讨论的逻辑性等方面均有较大发展。护理科学研究水平的提高，使护士撰写论文的数量和质量也显著提升，推动了护理期刊工作的快速发展。期刊种类增加、栏目多样、内容丰富、质量提高。1993 年，中华护理学会第 21 届理事会设立了护理科技进步奖，每两年评选一次。标志着我国护理科研正迈向快速发展的科学轨道。

5. 学术交流

1980 年以后，随着我国改革开放政策的实施，中华护理学会逐步开展了与国际护理学术之间交流，并与许多国家建立了良好的护理学术联系，采取互访交流、互派讲学、培训师资、联合培训等方式与国际护理界进行频繁的沟通。1985 年全国护理中心在北京成立，进一步取得了 WHO 对我国护理学科发展的支持，架起中国护理与国际先进护理沟通的桥梁。通过国际学术交流，开阔了视野，活跃了学术氛围，带给中国护理事业以新的发展契机。

三、中国护理的发展趋势

（一）护理教育高层次化

随着人们健康需求的日益增加，护理服务需求越加迫切，激烈的市场竞争，使得社会对护理人力资源的水平和教育层次也提出了更高的标准。护理人员必须不断学习新的知识和技能来提高自己的能力和水平，护理教育也需依据市场对人才规格的需求，逐步调整护理教育的层次结构。2010 年，我国各层次护理教育的招生数量比例达到中专占 50%、大专占 30%、本科及以上占 20% 的结构目标。今后护理人员的基本学历将从中专为主逐步转向以大专为主，护理学学士、护理学硕士、护理学博士人数将逐步增多。同时在培养目标上，将以提高护理人员素质作为主导目标，在培养护士良好护理理论知识和技能的基础上，注重心理素质和人文素质的培养，使其在变化和竞争中具有较强的社会适应能力。

（二）护理实践社会化

（1）社区护理。伴随我国老龄化社会步伐的加快，老龄人口增多，疾病谱的改变，大大增加了老年护理和慢性病护理的需求，同时占人口 2/3 左右的妇女、儿童的特殊健康需求也在不断增加。社区护理便成为解决这些社会矛盾的重要途径。近几年来，美国已有超过35%的护士从事社区、家庭、学校、老人院等场所的护理工作，而我国目前仍有超过95%的护士局限在医院从事护理工作，社区护理发展现状与人们需求存在较大的差距。目前，我国已将开展社区医疗护理列入国家医疗卫生体制改革与发展的重点内容。随着社区卫生保健网络的建立和加强，将会有越来越多的护士逐步迈出医院，深入到社区、家庭对人们进行预防保健工作，对老年人和慢性病人进行家庭护理，充分发挥护理人员在预防疾病、促进和恢复健康中的作用，提高全社会人口的健康水平。

（2）专科护理。我国社区卫生保健网络逐步健全，部分病情较轻的病人或患常见病的病人选择在社区内完成治疗。"小病在社区，疑难病进专科医院"将成为未来的发展趋势。医院主要接收危险程度大和复杂程度高的病人，因此要求护士对不同专科进行深入学习，从而在某一专科领域具备较高水平与专长；掌握先进仪器设备的使用；掌握护理急、危重症病人的知识和能力，能独立解决该专科护理工作中的疑难问题，并可指导其他护士工作，成为专科护士。在美国，很多有专长的专科护士自己开业，成为独立进行护理工作的开业者。

（三）护理工作法制化

随着我国法制化建设的推进，国务院和卫生部相继分别颁布了《护士管理办法》和《医疗事故处理条例》等一系列相关的法律法规，这些法律的颁布，保护了病人和医疗机构的合法权益，同时也保障了医护人员的合法权益，维护了医疗秩序，保障了医疗安全，促进了医学科学发展。

国家将制定颁布《护士管理条例》，以立法的形式，明确各级卫生行政部门、医疗机构在护理工作管理方面的责任，保障护士的合法权益，完善护士执业准入制度，保证护士队伍素质，规范护士执业行为，以保障人民群众健康和生命安全。

（四）护理工作国际化

护理工作国际化主要是指专业目标国际化、专业标准国际化、职能范围国际化、教育国际化、管理国际化、人才流动国际化。随着全球经济一体化进程的加快，护理领域的国际化交流与合作日益扩大，跨国护理援助和护理合作增多，知识和人才的交流日趋频繁。世界性的护理人力资源匮乏，使中国的护士有机会迈出国门，进入国际市场就业。面对这种国际化发展趋势，21世纪的护理人才应该是具有国际意识、国际交往能力、国际竞争能力和相应知识与技能的高素质人才。

02 | 护理的概念

护士只有对护理内涵及护理专业有所认识，才能不断塑造自身的专业特征，培养自己的专业素质，并在护理工作中扮演好自己的角色。

一、护理的定义

护理的概念是随着护理专业的形成和发展而不断变化和发展的。由于历史背景、社会发展、环境、文化以及教育等因素的不同，人们对护理的概念有不同的解释和说明。纵观护理发展历史，其概念和内涵随着其理论研究和临床实践的发展，逐步从简单的"照料、照顾"向纵深方向拓展和延伸。

1859 年，南丁格尔提出："护理的独特功能在于协助病人置身于自然而良好的环境下，恢复身心健康。"1885 年，她又指出："护理的主要功能在于维护人们良好的状态，协助他们免于疾病，达到他们最高可能的健康水平。"

1966 年，弗吉尼亚·韩德森（Virginia Henderson）认为，护理是帮助健康人或病人进行保持健康和恢复健康（或在临死前得到安宁）的活动，直到病人或健康人能独立照顾自己。

1973 年，国际护士会的定义是：护理是帮助健康的人或患病的人保持或恢复健康，或者平静地死去。同年，美国护士协会提出的定义是：护理实践是直接服务并适应个人、家庭、社会在健康或疾病时的需要。

1980 年，美国护士协会又将护理定义为：护理是诊断和处理人类对现存的或潜在的健康问题所产生的反应。这一定义指出：①护理的服务对象不仅是单纯性的疾病，而是整体的人，既包括病人，也包括健康人，以及由人组成的家庭、社区和社会。护理的最终目标是提高整个人类的健康水平。②护理研究的是人对健康问题的反应，即人在生理、心理和社会各方面的健康反应。③此定义是和护理程序紧密联系的，护理通过护理程序这一科学工作方法，评估、诊断、计划、实施和评价，完成对护理对象健康问题反应的诊断和处理。这一定义较好地表达了护理学的科学性和独立性，目前被大多数国家护理界认同和采用。

以上是不同时期、不同国家以不同方式阐述的护理概念，从中可以看到护理的对象、任务和目标发生了深刻的变化，即护理对象不再仅限于病人，而是扩展到亚健康的人群以及健康的人群；护理工作的重点是整体的人而不仅仅是疾病，其任务除完成治疗疾病的各项工作外，还担负着心理护理、社区保健任务；护理的目标是在尊重人的需要和权利的基础上，提高人的生命质量，并通过"促进健康，预防疾病；恢复健康，减轻痛苦"来体现。

二、护理的内涵

尽管护理在近 100 年来发展迅猛，变化颇大，但它所具有的基本内涵，即护理的核心始终未变，主要包括：

（1）照顾是护理永恒的主题。纵观护理发展史，无论在什么时期，亦无论是以什么方式提供护理，照顾病人或护理对象永远是护理的核心。

（2）人道护士是人道主义忠实的执行者。在护理工作中提倡人道，首先要求护士视每一位护理对象为具有个性特征的个体、有各种需要的人，从而尊重个体，注重人性；同时也要求护士对待护理对象一视同仁，积极救死扶伤，为人类的健康服务。

（3）帮助护患之间的帮助性关系是护士用来与护理对象互动以促进健康的手段，这种帮助性关系是双向的。首先，护士和护理对象是一种帮助与被帮助、服务者与被服务者之间的关系，这就要求护士以自己特有的专业知识、技能与技巧提供帮助与服务，满足其特定的需要，与护理对象建立起良好的帮助性关系；同时，护士在帮助护理对象时也从中深化了自身专业知识、积累了工作经验，自身也获益提高。这就要求护士以自己特有的专业知识、技能与技巧提供帮助与服务，满足其特定的需要，与护理对象建立起良好的帮助性关系；同时，护士在帮助护理对象时也从中深化了自身专业知识、积累了工作经验，自身也获得提高。

护理贯穿于人的生命全过程，通过护理活动，为护理对象创造良好环境，帮助护理对象提高应对和适应能力，以满足多方面需要，促进机体的健康状况向最佳健康方面转化，实现"帮助病人恢复健康、帮助健康人促进健康"的目标。护理在健康服务领域中发挥着无可替代的作用，护士被誉为"健康的天使"、"生命的守护神"。

（一）护理与健康促进的关系

健康促进是指在人与环境相互作用过程中，采取行动提高生活质量的过程。其目的是发挥健康潜能，促进健康行为，提高健康水平。护士在健康促进中担当着重要的角色。

1. 开展健康教育

以有关酗酒、药物滥用、吸烟、免疫、传染病、安全和事故、营养等内容为主题，通过户外宣传栏、海报、小册子、报纸、书籍、广播、录像等媒体发布健康信息，帮助人们树立健康观念、提高做出健康行为选样的能力。如帮助孕妇获得孕产期保健知识，使其主动选择系统保健和住院分娩，促进母婴安全。

2. 健康危险因子的评价和安适的评估

鼓励护理对象主动参与，对已融入人们生活、威胁人们健康的危险因子（人的生物学特征、卫生习惯、生活方式、环境等有害因素）进行评价，并进行安适状态的评价（身体健康的评价、健康信念和精神状态的评价等），为制定增强健康状态、减少患慢性病的可能性和控制慢性病严重性等的护理计划提供重要信息，激励人们建立积极的生活方式和行为习惯。

3. 帮助护理对象矫正不良的生活方式和行为

护士在健康生活方式、行为和态度方面，应成为护理对象参照的角色榜样，使人们形成更健康的生活方式，制订的健康计划应该包括应激处理、营养常识、控制体重、戒烟限酒、运动锻炼和不滥用药物等，帮助护理对象制订适应社会的活动计划，帮助其掌握适应孤独的技能，以预防无助或孤独感的出现。

4. 倡导建立促进健康的社区环境针对日渐增长的环境污染，积极倡导环境保护及环境调整，消除环境中不利于健康的因素，提高环境质量，努力为服务对象创造一个适合身心休养的环境。

世界卫生组织提出人体健康的十条标准：

（1）有足够充沛的精力，能从容不迫地应付日常生活和工作的压力而不感到过分紧张。

（2）处事乐观，态度积极，乐于承担责任，事无巨细不挑剔。

（3）善于休息，睡眠良好。

（4）应变能力强，能适应环境的各种变化。

（5）能够抵抗一般性感冒和传染病。

（6）体重得当、身体匀称，站立时头、臂、臀位置协调。

（7）眼睛明亮，反应敏锐。

（8）牙齿清洁，无空洞，无痛感，齿龈颜色正常，无出血现象。

（9）头发有光泽，无头屑。

（10）肌肉、皮肤富有弹性、走路感觉轻松。

（二）护理与健康保护的关系

健康保护指人们采取行动预防和对抗疾病的过程，其目的是积极地控制不良行为和健康危险因素，避免疾病，早期发现疾病并控制疾病，减少残疾，保持功能。护士在健康保护中担当着重要角色。

（1）控制传染病，包括预防传染病扩散，进行免疫接种，提高人们对传染病的抵抗力等，如采取隔离等方式控制传染源、切断传播途径等。

（2）开展健康普查，以早期发现疾病，如为有乳腺癌家族史的妇女进行乳腺检查等。

（3）维持病人正常的功能形态，帮助病人满足基本需要，提高健康水平，如食物的摄取、呼吸的维持、药物的给予、心理疏导等。

（4）预防并发症，采取积极有效的措施，预防感染、便秘及长期卧床所致病人的肌力丧失等。

（5）参与执行环境安全措施，如指导家庭控制室内空气污染，帮助老年人营造安全、适宜休养的家庭环境。

第二章
护理程序概述

护理程序是将护理理论应用于实践的一种工作方法和思维方法，是现代护理学发展到一定的理论水平，在吸收多学科理论成果的基础上构建而成。如系统理论、需要理论、压力与适应理论、沟通理论、成长发展理论、解决问题论等，这些护理相关理论为护理程序提供了理论上的支持和解释，并在护理程序实践过程中发挥独特的指导作用。护理程序的广泛应用，对实现护理工作的科学化、提高护理工作效率、完善护理人员的专业形象、推动护理学科的进步和发展起到了积极的作用。多年来，我国推行的整体护理其实质就是应用护理程序这一先进、科学的工作方法，从整体出发，全面了解护理对象的健康需求，解决实际问题，真正为护理对象提供优质护理服务，保证了护理质量。

一、护理程序的概念

护理程序是指导护理人员以满足护理对象身心需要、促进和恢复健康为目标，科学地确认护理对象的健康问题，有计划地为护理对象提供系统、全面、整体护理的一种工作方法。护理程序是一个综合的、动态的且具有决策和反馈功能的过程。综合，指在护理活动中需要综合运用多学科的知识处理护理对象的健康问题；动态，指需要根据护理对象病情发展过程中出现的问题对护理措施加以动态调整；决策，指针对护理对象的健康问题做出护理诊断与护理计划的决策；反馈，指实施护理措施所达到的结果又将决定和影响下一步的护理决策和措施，使护理活动质量得以提高和保证。

护理程序不仅适用于病人，也适用于健康人、家庭和社区，是护士为病人提供高质量护理的根本保证，更是防病、治病、促进人类健康的科学方法。

二、护理程序的发展背景

1955 年，美国护理学者莉迪亚·海尔（L.H.Hall）第一次描述了护理是一个程序过程。1961 年，奥兰多（I.J.Orland）撰写了《护士与病人的关系》一书，首次使用了"护理程序"一词，并提出了三个步骤：病人的行为、护士的反应、护理行动有效计划。1967 年，尤拉（Yura）和握斯（Walsh）完成了第一部权威性的《护理程序》教科书，将护理程序发展成四个步骤，即评估、计划、实施、评价。1973 年，在美国召开的第一次全国护理诊断会议上，将护理诊断纳入评估步骤之中。同年，若埃（Bloch）等学者提出应将护理诊断从护理评估中分离出来，作为护理程序中一个独立的步骤，从而使护理程序由以往的四个步骤发展成为目前的五个步骤，即评估、诊断、计划、实施、评价。1977 年，美国护理学会正式发表声明，把护理程序列为护理实践的标准，使护理程序走向合法化。

20 世纪 80 年代初期，美籍华裔学者李式鸾博士来华讲学，将护理程序引入我国。1994 年，经美籍华裔学者袁剑云博士来华介绍，全国部分医院开始试点建设以护理程序为核心的系统化整体护理的"模拟病房"。1996 年，整体护理协作网正式组建，1997 年 6 月，卫生部下发文件，要求各医院积极推行整体护理。2001 年，袁剑云博士又在我国介绍以护理程序为基本框架的临床路径，促进了护理程序在我国护理工作中的运用。

三、护理程序的意义

护理程序是一个科学地确认问题和系统地解决问题的过程，是护士为护理对象提供护理照顾的一种科学方法，具有重要的实际意义。

（一）对护理专业的意义

（1）护理程序是护理学专业化的重要标志，真正体现了护理工作的科学性、专业性和独立性，促进了护理专业的发展。

（2）护理程序的应用促进中国护理与国际护理接轨，引领中国护理专业向国际化迈进。

（3）护理程序明确了护理工作的范畴和护士角色的特征，规范了护士的专业行为。

（4）护理程序对护理管理提出新的更高的要求，尤其在临床护理质量评价方面有了新的突破。

（5）护理程序对护理教育的改革具有指导性的意义，在课程的组织、教学内容的安排、教学方法的运用等方面促使教学模式发生转变。

（6）护理程序推进了护理科研的进步，引导了科研的方向，使护士把护理对象看作一个整体的人，并将其作为研究的重点和研究的方向。

（二）对护理人员的意义

（1）变被动工作为主动工作。护理程序的运用，使护士的创造性思维得以显现，护理工作摆脱了过去多年来被动执行医嘱和常规操作的工作局面，使护士从医生的助手转变为医生的合作伙伴。

（2）明确自身的职责范围和专业标准。运用护理程序可使病人的健康问题迅速、准确地确立，并依据问题的急迫性和严重程度依次处理，提供及时的护理照顾，最后依计划评价护理目标的达成度，使护理对象始终有计划地得到照顾，体现出为病人解决健康问题的科学的工作方法。

（3）增强护理人员的能力。运用护理程序为护理对象提供个体性、整体性和持续性护理服务，有利于提高护理人员的专业能力，同时也有利于培养护理人员独立解决问题的能力、学习能力、决策能力及人际交往能力、评判性思维能力等。

（4）提高工作成就感。在护理程序的运用过程中，能充分体现护士的角色与功能，使护理人员自我价值得以认同。

（三）对护理对象的意义

（1）护理对象是护理程序的直接受益者。护理对象是护理程序的核心，一切护理活动都是以满足其需求、达到恢复健康或改善健康状态为目标。

（2）使护理对象获得个体化护理。护理程序经过系统地收集、分析、组织资料，确立护理对象的健康问题，依其具体问题制订护理计划，护理目标需依据护理对象的行为目标而定，强调护理对象的个体化护理。

（3）护理对象接受持续性照护。从病人入院开始，由一位护理人员为其建立护理病历、完成护理评估，其他工作人员可根据护理记录和护理计划清楚了解病人的健康问题和执行措施，确保病人可以接受持续性护理服务。

第三章
住院护理与技术

01 | 入院护理

入院护理指病人经门诊或急诊医生诊查后，因病情需要住院做进一步观察、检查和治疗时，经诊查医生签发住院证后，由护士为病人提供的一系列护理工作。

一、入院程序

入院程序是指门诊或急诊病人根据医生签发的住院证，自办理入院手续至进入病区的全过程。

（一）办理住院手续

病人或家属凭医生签发的住院证，到住院处填写登记表格，缴纳住院保证金，办理入院手续。手续办完后，由住院处通知相关病区值班护士，根据病人病情做好新病人入院准备工作。对急、危重症病人，可先抢救再补办入院手续。

（二）实施卫生处置

根据病人病情、身体状况及医院条件，对病人进行卫生处理，如沐浴、更衣等。急、危重症病人或即将分娩者可酌情免浴；遇有虱蚊者，应先行灭虱蚊，再做常规卫生处置；对于传染病病人或疑似传染病病人，应送隔离室处置。病人换下的衣服和不需用的物品（包括贵重钱物）可交给家属带回或按手续存放。

（三）护送病人入病区

住院处护士携病历护送病人入病区，根据病人病情酌情选用步行、轮椅、平车或担架护送。护送时注意安全和保暖，不可停止必要治疗如输液、给氧等。护送病人入病区后与值班护士认真交接病情、治疗、护理措施及物品等，并按要求记录。

二、入病区后的初步护理工作

病区值班护士接到住院处通知后，根据病人病情立即准备病床。一般病人应将备用床改为暂空床，并备齐病人所需用物；危重病人应安置在危重病室，并根据情况加铺橡胶单和中单；急诊手术病人应铺好麻醉床。对于急、危重症和手术病人应备好急救物品及药物。

（一）一般病人的护理

（1）迎接新病人。护士应热情迎接每一个新病人，将其安置在指定的床位，并向病人作自我介绍、介绍主管医生及同室的病友，扶助病人卧床休息，等等。护士热情的态度、亲切的语言，可使病人消除陌生感，增加对护士的信任。

（2）通知医生诊查。通知负责医生诊查病人，必要时，应协助医生为病人体检、治疗。

（3）测量生命体征。为新入院的病人测量体温、脉搏、呼吸、血压和体重，必要时要测量身高。

（4）准备膳食。通知营养室为病人准备膳食。

（5）建立病人住院病历、填写有关护理表格。

1）排列住院病案，顺序为：体温单、医嘱单、入院记录、病史及体格检查、病程记录（手术、分娩记录单等）、会诊记录、各种检验检查报告单、护理病案、住院病案首页、住院证及门诊病案。

2）用蓝黑钢笔逐项填写住院病历及各种表格眉栏项目。

3）在体温单 40～42 ℃之间相应的时间栏内，用红钢笔纵行填写入院时间。

4）记录首次体温、脉搏、呼吸、血压、身高及体重值。

5）填写病人入院登记本、诊断卡（一览表卡）、床头（尾）卡。

（6）介绍指导向病人及家属介绍病区环境、有关规章制度以及床单和相关设备的使用方法，指导常规标本（如粪便、尿液、痰液）的留取方法、时间及注意事项。

（7）执行入院医嘱及给予紧急护理措施。

（8）入院护理评估。按护理程序收集病人的健康资料，对病人的健康状况进行评估，了解病人身体情况、心理需要及健康问题，为制订护理计划提供依据。

（二）急诊病人的护理

（1）通知医生。接到住院处通知后，护士应立即通知有关医生做好抢救准备。

（2）准备急救器材和药品。准备急救车、氧气、吸引器、输液物品及各种无菌包等，做好抢救准备。

（3）安置病人。将病人安置在已经备好床单位的危重病室或抢救室。

（4）配合抢救。密切观察病情变化，主动配合医生进行抢救，并做好护理记录。

（5）询问病史。对于不能正确叙述病情的病人，如语言障碍、听力障碍、意识不清的病人及婴幼儿等，需暂留陪护人员，以便询问病人病史。

02 | 出院护理

出院护理是指住院病人经住院治疗和护理，病情好转、稳定、痊愈需出院或需转院，或不愿意接受治疗而自动离院时，护士对病人进行的一系列护理工作。

一、出院前护理工作

医生根据病人的康复情况，决定出院的时间，开出出院医嘱后，护士应做好下列工作。

（一）通知病人及家属

护士根据出院医嘱，将出院日期通知病人及家属，并协助病人做好出院准备。

（二）进行健康教育

护士根据病人的康复情况，进行恰当的健康教育，指导病人出院后在饮食、服药、休息、功能锻炼和定期复查等方面的注意事项，必要时向病人和家属提供出院指导的有关资料，教会病人及家属相关的护理知识和技能等。

（三）做好心理护理

护士应注意观察病人的情绪变化，特别是主动出院的病人，给予鼓励和安慰，以减轻因离开医院所产生的心理依赖、恐惧和焦虑，增强病人战胜疾病的信心。主动出院的病人应在出院医嘱上注明"主动出院"，并由病人或家属签名认可。

（四）征求病人意见

征求病人及家属对医院工作的意见，以便改进工作，不断提高医疗护理质量。

二、出院时护理工作

护士在病人出院当日应完成的护理工作如下。

（一）执行出院医嘱

（1）停止一切医嘱，用红笔在各种卡片，如服药卡、治疗卡、饮食卡、护理卡或有关表格上填写"出院"字样，注明时间并签名。

（2）撤去"病人一览表"上的诊断卡及床头（尾）卡。

（3）遵医嘱领取病人出院后需继续服用的药物，将药物交给病人或家属，同时给予用药知识指导。

（4）填写病人出院登记本。

（5）在体温单 40～42 ℃之间相应的时间栏内，用红笔纵行填写出院时间。

（二）填写病人出院护理记录

（三）排列出院病历

顺序为：住院病案首页、住院证、出院记录或死亡记录、入院记录、病史及体格检查、病程记录、会诊记录、各种检验及检查报告、护理病案、医嘱单、体温单（病人办完出院手续后，病案交病案室保存）。

（四）协助病人及其家属清理用物

归还寄存的物品，收回病人住院期间所借物品并进行消毒处理。

（五）协助病人及其家属办理出院手续后

根据病人情况，采用不同方法护送病人出病区，如步行护送、轮椅或平车护送病人出医院。

三、出院后的护理工作

病人离开病床后方可整理床单位，避免在病人未离开病床时撤去被服，给病人带来心理上的不舒适。

（1）撤去病床上的污被服，放入污衣袋，由洗衣房收回，根据出院病人病种类别决定清洗和消毒方法。

（2）用消毒液擦拭床、床旁桌及床旁椅。非一次性痰杯、脸盆须消毒浸泡。

（3）将床垫、床褥、枕芯、棉胎等置日光下曝晒，也可选用紫外线照射或臭氧机消毒。

（4）病室开窗通风，更新室内空气。铺好备用床，准备迎接新病人。

（5）传染病病人出院后，需按终末消毒处理。

03 | 运送病人的护理技术

　　凡不能自行活动的病人，在入院、出院、外科检查治疗或室外活动时，护士可酌情选用轮椅、平车或担架等工具运送病人。在运送过程中，护士应正确运用人体力学原理，以减轻护患双方疲劳，确保安全。

一、轮椅运送技术

（一）目的

（1）运送不能行走但能坐起的病人。

（2）帮助病人离床活动，促进血液循环和体力恢复。

（二）准备

1. 护士准备

着装整洁、规范，洗手，剪指甲。

2. 病人准备

了解使用轮椅的目的、注意事项及配合方法。

3. 用物准备

轮椅（性能良好）、毛毯及外套（根据季节准备）、别针、软枕（按需要准备）。

4. 环境准备

地面整洁、干燥、平坦，环境宽敞，便于轮椅通行。

　　助站轮椅，是在普通轮椅上增加一个助站机构，平时仍作为普通轮椅使用，当病人需要站立时，自己或他人启动弹簧（或液压式助站装置），推动座面使病人伸髋、伸膝，由坐位变成直立位。

（三）操作步骤

操作步骤及说明见表3-1。

表 3-1 轮椅运送技术

操 作 步 骤	操 作 说 明
核对解释	检查轮椅性能，将轮椅推至病床旁，核对并解释，以取得合作，按需给予便器
放置轮椅	1. 将轮椅背与床尾平齐，面朝床头。固定车闸，翻起脚踏板，如无车闸，护士应站在轮椅后面固定轮椅，防止车轮滑动； 2. 天气寒冷时铺毛毯于轮椅上。毛毯上端高过病人颈部 15 cm
协助上椅	1. 扶病人坐于床缘。嘱双手掌撑在床面上维持坐姿，协助穿衣裤、鞋袜； 2. 嘱病人双手置于护士肩上，护士双手环抱病人腰部，协助病人下床站立、移向轮椅，让病人扶住轮椅把手，转身坐入轮椅，翻下脚踏板，协助病人将脚置于脚踏板上； 3. 寒冷时将毛毯翻折围在病人颈部，用别针固定，两侧用毛毯围住双臂做成两个袖筒各用别针固定在腕部，再用毛毯将身体和下肢（脱鞋）包裹好，置双脚于脚踏板上； 4. 铺暂空床。保持病室整洁、美观； 5. 嘱病人手扶把手，尽量靠后坐，系好安全带，松闸，推病人至目的地
协助回床	1. 推轮椅至病床尾，将轮椅背与床尾平齐，病人面向床头； 2. 固定车闸，翻起脚踏板；解除病人身上固定的毛毯和别针； 3. 协助病人站立、转身、坐于床缘，帮助病人脱去鞋和外衣，取舒适卧位； 4. 整理病床单位

（四）注意事项

（1）使用轮椅前应检查性能是否完好，确保病人安全。

（2）推轮椅时应控制车速，保持平稳，使病人舒适。

（3）根据室外温度适当增加衣服、盖被，注意保暖，防止受凉。

（4）运送过程中注意观察病人病情变化。

二、平车运送技术

（一）目的

运送不能起床的病人入院、做各种特殊检查、治疗、手术或转运等。

（二）准备

1. 护士准备

着装整洁、规范，洗手。

2. 病人准备

神志清醒的病人应清楚使用平车的目的、注意事项及配合方法。

3. 用物准备

平车（性能良好，平车上置用橡胶中单和大单包好的垫子及枕头），带套的毛毯或棉被。按需要备大单、中单、木板。

4. 环境准备

地面整洁、干燥、平坦，环境宽敞，便于平车通行。

转运车，采用机械传动机构实现床面的升降和侧移，并配有双向刹车移动。使用时，将转运车调至与病床同一平面，然后将转运车床面侧移搭接到病床上，将病人移至转运车床面，然后使转运车床面回到原位。可有效地减少病人在转运过程中造成的伤害，减轻病人痛苦，提高工作效率。

（三）操作步骤

操作步骤及说明见表3-2。

表3-2 平车运送技术

操 作 步 骤	操 作 说 明
核对解释	检查平车性能，将平车推至病床旁，核对并解释，以取得合作，按需给便器
检查导管	检查病人身体上的导管是否通畅、避免脱落、受压或液体逆流
挪动法	适用于病情允许、能在床上适当配合的病人

操 作 步 骤	操 作 说 明
放置平车	1. 移开床旁桌椅，松开盖被； 2. 将平车与病床纵向紧靠，大轮靠床头，固定车闸或抵住平车
协助上车	1. 嘱病人自行移至床边，协助病人依次移动上半身、臀部、下肢于平车上； 2. 协助病人躺好，用盖被包裹病人（先将脚端向上反折，再反折近侧，后对侧，两侧颈部反折成衣领）； 3. 铺暂空床，保持病室整洁、美观； 4. 松闸，平稳地推病人到指定地点
协助回床	1. 先移动下肢，再移动上肢，给病人安置舒适卧位； 2. 整理病床单位
一人搬运法	适用于小儿或体重较轻，不能自行移动的病人
放置平车	1. 移开床旁桌椅，松开盖被； 2. 推平车至床尾，使平车头端与床尾呈钝角，固定车闸
搬运病人	1. 护士一手自病人腋下伸至对侧肩部，另一手伸至病人大腿下病人双臂交叉依于护士颈部；护士抱起病人，移步转向平车。先将病人臀部轻放于平车中央，再放脚及上身； 2. 协助病人躺好，用盖被包裹病人（方法同上）。 3. 空床，保持病室整洁、美观； 4. 松闸，平稳地推病人到指定地点
协助回床	回床搬运与离床搬运方法相同
二人搬运法	适用于不能活动，体重较重者
放置平车	1. 移开床旁桌椅，松开盖被； 2. 推平车至床尾，使平车头端与床尾呈钝角，固定车闸
搬运病人	1. 护士甲、乙站在床的同一侧，将病人双手置于胸腹部；护士甲一手托住病人的头、颈、肩部，另一手托住病人腰部；护士乙一手托住病人臀部，另一手托住病人腘窝，由一人发出口令，二人同时抬起，使病人身体向护士侧倾斜，移步将病人轻放于平车中央； 2. 协助病人躺好，用盖被包裹病人； 3. 铺暂空床，保持病室整洁、美观； 4. 松闸，平稳地推病人到指定地点
协助回床	回床搬运与离床搬运方法相同
三人搬运法	适用于病情较重或不能活动、体重超重的病人
放置平车	1. 移开床旁桌椅，松开盖被； 2. 推平车至床尾，使平车头端与床尾呈钝角，固定车闸

操 作 步 骤	操 作 说 明
搬运病人	1. 护士甲、乙、丙站在床的同一侧，将病人双手置于胸腹部；护士甲一手托住病人的头、颈、肩部，另一手托住背部；护士乙一手托住病人的腰部，另一手托住臀部；护士丙一手托住病人的腘窝，另一手托住小腿，由一人发出口令。三人合力抬起病人，使病人身体向护士侧倾斜，移步将病人轻放于平车中央； 2. 协助病人躺好，用盖被包裹病人； 3. 铺暂空床，保持病室整洁、美观； 4. 松闸，平稳地推病人到指定地点
协助回床	回床搬运与离床搬运方法相同
四人搬运法	适用于颈椎、腰椎骨折的病人或病情危重的病人
放置平车	1. 移开床旁桌椅，松开盖被； 2. 在病人腰部、臀部下铺帆布单或大单； 3. 将平车与病床纵向紧靠，大轮靠床头，固定车闸
搬运病人	1. 护士甲站于床头，握于大单头端，或托住病人的头、颈、肩；护士乙站于床尾，握于大单尾端，或托住病人的双腿；护士丙、丁分别站于病床及平车两侧，紧握大单。由一人喊口令，四人同时抬起病人，将病人轻轻移放于平车中央； 2. 协助病人躺好，用盖被包裹病人； 3. 铺暂空床，保持病室整洁、美观； 4. 松闸，平稳地推病人到指定地点； 5. 铺暂空床，将床旁椅放回原处，保持病室整洁
协助回床	回床搬运与离床搬运方法相同

（四）注意事项

1. 动作轻稳、协调一致

搬运病人时动作轻稳、协调一致，尽量使病人身体靠近护士，使重力线通过支撑面，保持平衡，达到省力的效果。

2. 观察病情

推平车时车速适宜，护士应在病人头端，便于观察病情。

3. 确保病人安全、舒适

上下坡时保持病人头部在高处一端，以免引起不适（如平车一端为大轮，一端为小轮，则以大轮端为头端）；搬运骨折病人，平车上需垫木板，并固定好骨折部位；

有输液管及引流管的病人，应保持通畅；颅脑损伤、颌面部外伤及昏迷病人，应将头偏向一侧。推平车进出门时，应先打开门，不可用车撞门，以免震动病人及损坏建筑物。

4. 注意保暖

如天气寒冷，应注意保暖，避免病人受凉。

5. 保证病人的持续性治疗不受影响。

三、担架运送技术

在急救过程中，担架是运送病人最基本、最常用的工具，其特点是运送病人平稳舒适，乘各种交通工具上下方便，体积小。

担架运送的目的、操作同平车运送技术。由于担架位置低，运送病人时，应由两人将担架抬起（高个子在头端，矮个子在脚端）与病床平齐，便于搬运病人。运送时步伐一致，确保平稳。

在护理工作中正确运用人体力学原理。可帮助病人摆放正确的体位和姿势，避免肌肉紧张，使之舒适。同时，还可指导护士操作中省力，提高效率。

（1）扩大支撑面操作时视情况两脚前后或左右分开，以扩大支撑面。

（2）降低重心进行低平面操作时，双下肢随身体动作的方向前后或左右分开，以扩大支撑面，同时屈膝屈髋。保持身体稳定性。

（3）减少身体重力线的偏移提物或搬运病人时，应将病人靠近自己的身体，使重力线落在支撑面内。

（4）利用杠杆作用操作时身体应靠近操作物，两臂持物应靠近身体两侧，上臂下垂，可缩短阻力臂。

（5）尽量使用大肌肉或多肌群操作时避免局部用力，能使用整只手时尽量不用单手指。

（6）移动重物应保持平衡计划好移动方向，以直线方向移动，提物时左右均衡保持平衡。

第四章
病人卧位与安全的护理

临床上常根据病人的病情、治疗与护理的需要为之调整相应的卧位。正确的卧位对增加病人的舒适感，治疗疾病，减轻症状，以及进行各种检查，预防并发症和增进安全均有积极的作用。如休克病人采取中凹卧位；呼吸困难时采取半坐卧位；妇科检查及治疗时采取截石位；导尿时取屈膝仰卧位等。护士在临床护理工作中应熟悉各种卧位的目的及安置方法，指导并协助病人采取舒适、安全和正确的卧位。

01 | 临床常用卧位

一、卧位的概念

卧位是指病人休息和适应医疗护理需要所采取的卧床姿势。按卧位的自主性通常可分为主动卧位、被动卧位和被迫卧位三种。

1. 主动卧位

病人身体活动自如，能根据自己的意愿随意改变体位，称主动卧位。

2. 被动卧位

病人自身无变换卧位的能力，躺在被安置的卧位，称被动卧位。常见于极度衰弱、昏迷、瘫痪的病人。

3. 被迫卧位

病人意识清晰，也有变换卧位的能力，由于疾病或治疗的原因，被迫采取的卧位，称被迫卧位。如哮喘急性发作的病人，由于呼吸极度困难而被迫采取端坐位。

二、卧位的种类

（一）仰卧位

1. 去枕仰卧位

【适用范围】

（1）昏迷或全身麻醉未清醒的病人，可避免呕吐物误入气管而引起窒息或肺部感染。

（2）椎管内麻醉或脊髓腔穿刺后的病人，可预防颅内压减低而引起的头痛。椎管内麻醉或脊髓腔穿刺后的病人去枕仰卧位以防头痛。

病人在脊髓腔穿刺或蛛网膜下腔麻醉后 1 ～ 3 天内会出现头痛。由于蛛网膜和硬脊膜被穿破，脑脊液从穿刺孔漏入硬脊膜外腔，受重力作用而出现外漏，脑脊液的漏失超过它的生成速度，导致脑脊液减少，颅内压下降，脑组织失去支撑而下沉，造成对脑膜、颅神经和血管的牵拉，而产生头痛。

如果病人采取去枕仰卧位，可减少脑脊液的外流而导致术后头痛的发生。一般蛛网膜下腔麻醉大约 12 h 后，破损的蛛网膜可自行修复，病人可逐步抬高头部，但如果出现头痛则应继续去枕仰卧。硬膜外麻醉由于硬脊膜和蛛网膜未被刺破，不会发生脑脊液外漏，但有些病人也会发生头痛，原因与麻醉阻滞范围内血管扩张，病人直立时引起相对血容量减少及心脏每搏输出量减少，造成头部供血不足有关。

去枕仰卧位大约 6 h 可有效地减少头痛的发生。

【安置方法】

协助病人去枕仰卧，头偏向一侧，两臂放于身体两侧，两腿自然放平，将枕头横立于床头。

2. 中凹卧位（休克卧位）

【适用范围】

用于休克病人。抬高头胸部，保持气道通畅，有利于通气，从而改善缺氧症状。抬高下肢，有利于静脉血液回流，增加心排出量而缓解休克症状。

【安置方法】

抬高病人头胸部 10° ～ 20°，抬高下肢 20° ～ 30°。

3. 屈膝仰卧位

【适用范围】

用于胸腹部检查、实施导尿术及会阴冲洗的病人。因该卧位可使腹部肌肉放松，便于检查或暴露操作范围。

【安置方法】

病人仰卧，头垫枕，两臂放于身体两侧，两膝屈曲，并稍向外分开。检查或操作时注意保暖及保护病人隐私。

（二）侧卧位

【适用范围】

（1）灌肠、肛门检查、配合胃镜检查及臀部肌内注射等。

（2）预防压疮。侧卧位与仰卧位交替，可避免局部组织长期受压，防止压疮发生。

同时便于擦洗和按摩受压部位，使病人舒适。

（3）对单侧肺部病变者，根据病情采取患侧卧位或健侧卧位。

【安置方法】

病人侧卧，臀部稍后移，两臂屈肘，一手放于胸前，一手放于枕旁，上腿弯曲，下腿稍伸直（臀部肌内注射时，应上腿稍伸直，下腿弯曲，使臀部肌肉放松）。必要时在两膝之间、胸腹部、背部可放置软枕支撑病人，稳定卧位，增进病人舒适和安全。

（三）俯卧位

【适用范围】

（1）腰背部检查或配合胰、胆管造影检查。

（2）脊椎手术后或腰、背、臀部有伤口，不能平卧或侧卧的病人。

（3）缓解肠胀气所致腹痛。采取俯卧位时，腹腔容积增大，可用于缓解胃肠胀气所致的腹痛。

【安置方法】

病人俯卧，头偏向一侧，两臂屈曲放于头的两侧，两腿伸直，胸下、髋部及踝部各放软枕，酌情在腋下用小枕支托。如果为俯卧病人臀部肌内注射时，病人足尖相对，足跟分开，保持肌肉放松。

（四）半坐卧位

【适用范围】

（1）某些面部及颈部手术后的病人。采取半坐卧位可减少局部出血。

（2）心肺疾病引起的呼吸困难的病人。采取半坐卧位，由于重力作用，部分血液滞留于下肢和盆腔，使回心血量减少，从而减轻肺淤血和心脏负担。同时，可使膈肌位置下降，胸腔容量扩大，减轻腹腔内脏器对心肺的压力，肺活量增加，有利于气体交换，使呼吸困难的症状得到改善。

（3）腹腔、盆腔手术后或有炎症的病人。采取半坐卧位可使腹腔渗出液流入盆腔，以减少炎症扩散和毒素吸收，减轻中毒反应，便于引流。因为盆腔腹膜抗感染性较强，而吸收性较弱。同时，采取半坐卧位可防止感染向上蔓延引起膈下脓肿。此外，腹部手术后病人采取半坐卧化可松弛腹肌，减轻腹部切口缝合处的张力，缓解疼痛，增进舒适感，有利于切口愈合。

（4）疾病恢复期体质虚弱的病人。采取半坐卧位有利于病人向站立过渡，使其有一个适应过程。

术后早期采取正确的半坐卧位预防膈下脓肿。

从解剖学的角度，膈下有丰富的血液循环及淋巴网与腹腔脏器淋巴网吻合，因为膈肌的运动形成上腹腔的负压，有助于腹腔脏器淋巴液的回流，而这也是引起膈下感染的因素。如果病人仰卧位，膈下间隙处于人体腹膜腔的最低点，容易使渗出液积聚于此。一般术后病人由于长期卧床，腹腔脓液引流排出不彻底从而脓液积聚，易导致膈下脓肿。因此，腹腔术后病人应早期采取半坐卧位，可防止感染向上蔓延，以利脓液、血液及渗出液的吸收引流。然而，不正确的半坐卧位，往往会使腹腔引流管放置不合理，引流不通畅，甚至出现逆行感染，引起膈下脓肿。

外科引流目的是消灭死腔，去除异物和有害物质，并减少渗液潴留以预防并发症。例如：脾切除术后膈下脓肿是较常见且严重的并发症，如发现晚，治疗护理不及时，可引起脓肿破溃致弥漫性腹膜炎，或破溃入胸致脓胸，甚至败血症、脓毒性休克而危及生命，给病人造成很大的痛苦及经济损失。

因此，术后防止感染向上蔓延预防膈下脓肿，有利于引流和使炎症局限，应早期采取正确的半坐卧位。

【安置方法】

（1）摇床法病人仰卧，先摇起床头支架使上半身抬高，与床成30°～50°再摇起膝下支架，以防病人下滑。必要时，床尾可置一软枕，垫于病人的足底，增进病人舒适感，防止足底触及床尾栏杆。放平时，先摇平膝下支架，再摇平床头支架。

（2）靠背架法如无摇床，可将病人上半身抬高，在床头垫褥下放一靠背架，病人下肢屈膝，用大单包裹软枕，垫在膝下，大单两端固定于床缘，以防病人下滑，床尾足底垫软枕，放平时，先放平下肢，再放平床头。

（五）端坐位

【适用范围】

急性肺水肿、心包积液、支气管哮喘发作时的病人等。由于呼吸极度困难，病人被迫端坐。

【安置方法】

扶病人坐起，并用床头支架或靠背架将床头抬高70°～80°，病人身体稍向前倾，床上放一跨床桌，桌上放一软枕，病人可伏桌休息，病人背部放置一软枕。同时，膝下支架抬高15°～20°以防身体下滑。必要时加床档，保证病人安全。

如用于急性肺水肿的病人时，在病情允许情况下可使病人两腿向一侧床缘下垂，由于重力作用，以减少下肢静脉同流，减轻心脏负荷。

（六）头低足高位

【适用范围】

（1）肺部分泌物引流，使痰易于咳出。

（2）十二指肠引流术，有利于胆汁引流。

（3）妊娠时胎膜早破，可防止脐带脱垂。

（4）下肢骨折牵引时，可利用人体重力作为反牵引力。

【安置方法】

病人仰卧，枕横立于床头，以防碰伤头部。床尾用支托物垫高 15 ~ 30 cm。这种体位易使病人感到不适，使用时间不宜过长，颅内压增高病人禁用。

（七）头高足低位

【适用范围】

（1）颈椎骨折的病人作颅骨牵引时，作为反牵引力。

（2）降低颅内压，预防脑水肿。

（3）颅脑手术后的病人。

【安置方法】

病人仰卧，床头用支托物垫高 15 ~ 30 cm 或根据病情而定，枕横立于床尾，以防足部触及床尾栏杆。如使用电动床可调节整个床面向床尾倾斜。

（八）膝胸卧位

【适用范围】

（1）肛门、直肠、乙状结肠镜检查及治疗。

（2）矫正胎位不正或子宫后倾，如臀先露。

（3）促进产后子宫复原。

【安置方法】

病人跪卧，两小腿平放于床上，稍分开，大腿和床面垂直。胸贴床面，腹部悬空，臀部抬起，头转向一侧，两臂屈肘，放于头的两侧。如果孕妇采取此卧位矫正胎位时，每次不应超过 15 min。安置这种卧位时，注意病人保暖，要做好解释工作，以取得合作。

膝胸卧位矫正胎位不正及子宫后倾的机制：

正常的胎位是枕前位，在分娩过程中胎头变形，周径变小，有利于胎头娩出。

如果为臀位时，胎臀先娩出，阴道不能充分扩张，加之胎头无变形机会，以造成后出胎头的困难。因臀先露、肩先露等都是异常胎位，则容易造成难产，导致胎儿在分娩过程中窒息甚至死亡。

孕妇妊娠 30 周前胎位多能自行转为头位，若妊娠 30 周后仍为臀位应予矫正，常采取膝胸位矫正。方法是：让孕妇排空膀胱，松解裤带取膝胸卧位，每日 2 次，每次 15 min，连续 1 周后复查。这种卧位使胎儿臀退出盆腔，借助胎儿重力的作用，使胎儿头与胎儿背所形成的弧形顺着宫底弧面滑动完成，转为头位。

同时，该卧位对于子宫后倾病人，因臀部抬起，腹部悬空，由于重力作用使腹部脏器前倾，对子宫后倾的矫正也起到良好作用。

（九）截石位

【适用范围】

（1）会阴、肛门部位的检查、治疗或手术。如膀胱镜检查、阴道灌洗、妇科检查等。

（2）产妇分娩。

【安置方法】

病人仰卧于检查台上，两腿分开，放于支腿架上，支腿架上放软垫，臀部齐台边，两手放在身体两侧或胸前。安置这种卧位时，如病人感到不安，需耐心解释，同时适当遮挡病人，尽量减少暴露，并注意保暖。

02 | 协助病人更换卧位

病人由于疾病或治疗的限制，需长期卧床，使之无法自由翻身更换体位，易出现精神萎靡、消化不良、便秘、肌肉萎缩等；由于局部皮肤长期受压，血液循环障碍，易发生压疮；呼吸道分泌物不易咳出，易发生坠积性肺炎。因此，护士应定时协助病人更换体位，以保持病人舒适安全和预防并发症的发生。

一、协助病人翻身侧卧法

【目的】

（1）协助长期卧床、颅骨牵引、脊椎术后等不能自行翻身的病人变换姿势，增进舒适。

（2）预防并发症，如压疮、坠积性肺炎等。

（3）满足治疗、护理的需要，如背部皮肤护理、肌内注射以及便于更换床单或整理床单位。

【准备】

1. 护士准备

衣帽整洁，洗手，视病人情况决定护士人数。

2. 病人准备

让病人及家属了解更换卧位的目的、过程，使之建立安全感并取得合作。

3. 用物准备

根据病情准备好枕头、床档。

4. 环境准备

环境整洁、安静、光线充足，温度适宜，必要时进行遮挡。

【操作步骤】

操作步骤及说明见表4-1。

表 4-1　协助病人翻身侧卧法

操 作 步 骤	操 作 说 明
核对解释	核对病人床号、姓名，向病人及家属解释操作目的、过程及注意事项，说明操作要点
固定装置	固定床脚轮，将各种导管及输液装置等安置妥当，必要时将盖被折叠至床尾或床的一侧
病人卧位	病人仰卧位，两手放于腹部，双腿屈曲
一人协助病人翻身侧卧法：适用于体重较轻的病人	
移至床缘	先将病人肩部、臀部向护士侧移动。再将病人双下肢移向靠近护士侧的床沿
翻向对侧	一手托肩，一手扶膝，轻轻将病人转向对侧，使病人背向护士

续表 4-1

操 作 步 骤	操 作 说 明
放置软枕	按侧卧位要求。在病人的背部、胸前及两膝间放置软枕，扩大支撑面，必要时使用床档，使病人安全、舒适
记录交班	记录翻身时间和皮肤状况，做好交接班
二人协助病人翻身侧卧法：适用于体重较重或病情较重的病人	
移至床缘	两名护士站在床的同一侧，一人托住病人颈肩部和腰部，另一人托住病人臀部和腘窝部。两人同时将病人稍抬起移向近侧
转至对侧	两人分别托扶病人的肩、腰部和臀、膝部，轻轻将病人转向对侧，使病人背向护士
放置软枕	按侧卧位要求，在病人的背部、胸前及两膝间放置软枕，扩大支撑面，必要时使用床档，使病人安全、舒适
记录交班	记录翻身时间和皮肤状况，做好交接班
核对解释	核对病人床号、姓名，告知病人及其家属翻身的目的和方法，以取得病人的配合
固定装置	固定床脚轮，将各种导管、牵引等安置妥当，移支枕头，松开床尾盖被并折叠至床的一侧
病人卧位	病人取仰位
二人协助病人轴线翻身法：适用于脊椎受损或脊椎手术后的病人	
移动病人	两名护士站在床的同侧，小心地将在单置于病人身下，分别抓紧靠近病人肩、腰背、髋部、大腿等处的大单，将病人拉至近侧，并放置床档
安置体位	护士绕至对侧，将病人近侧手臂放在头侧，远侧手臂放于胸前，两膝间放一软枕
协助翻身	护士双脚前后分开，两人双手抓紧病人肩、腰背、髋部、大腿等处的远侧大单，由一名护士发口令，两人动作一致地将病人整个身体以圆滚轴式翻转至侧卧，使病人面向护士
促进舒适	按侧卧化要求将软枕放了：病人两膝之间、胸腹部、背部支撑病人，必要时使用床档

操 作 步 骤	操 作 说 明
检查记录	1. 检查并安置好病人，肢体各关节处于功能位，病人身上置有的多种导管保持通畅； 2. 观察背部皮肤并进行护理，记录翻身时间和皮肤状况，做好交接班
三人协助病人轴线翻身法：适用于颈椎损伤的病人	
移动病人	1. 由三名护士完成。一名护士固定病人头部，纵轴向上略加牵引，使头、颈随躯干一起慢慢移动； 2. 另一名护士将双手分别置于肩、背部； 3. 第三名护士将双手分别置于腰部、臀部，使病人头、颈、腰、髋保持在同一水平线上，移至近侧
转向对侧	保持病人脊椎平直，翻转至侧卧位，翻转角度不超过60°
放置软枕	将一软枕放于病人背部支撑身体，另一软枕放于两膝之间并使双膝处于功能位
检查安置	检查并安置好病人，肢体各关节处下功能位及病人身上放置的多种导管保持通畅
记录交班	观察背部皮肤并进行护理，记录翻身时间和皮肤状况，做好交接班

【注意事项】

（1）护士应注意节力原则。如翻身时，扩大支撑面，降低重心，尽量让病人靠近护士，使重力线通过支撑面来保持平衡，缩短重力臂而省力。

（2）移动病人时动作应轻稳，协调一致，不可拖拉，以免擦伤皮肤，应将病人身体稍抬起，再行翻身。轴线翻身法翻转时，维持躯干的正常生理弯曲，以避免加重脊柱骨折、脊髓损伤和关节脱位。移动体位后，需用软枕垫好肢体，以维持其舒适体位。

（3）翻身时注意为病人保暖并防止坠床。

（4）根据病情及皮肤受压部位情况，确定翻身间隔时间，如发现皮肤发红。应增加翻身人数，以防压疮发生，同时做好交接班。

（5）若病人身上置有多种导管及输液装置时，翻身时应先将导管安置妥当，翻身后检查各导管是否扭曲或连接处脱落，注意保持导管通畅。

（6）为手术病术后病人翻身时，翻身前先检查敷料是否脱落或潮湿，如脱落或被分泌物浸湿，应先换药再翻身；颅脑手术后的病人，头部翻动过剧可引起脑疝，压迫脑干，导致突然死亡，故一般只能卧于健侧或取平卧位；颈椎和颅骨牵引的患者，翻身时不可放松牵引；石膏固定或伤口较大的病人，翻身后应将患处放于适当位置，防止受压。

二、协助病人移向床头法

【目的】

协助滑向床尾而自己不能移动的病人移向床头，恢复安全而舒适的卧位。

【准备】

1. 护士准备

衣帽整洁，洗手，视病人情况决定护士人数。

2. 病人准备

告知病人和家属操作的目的、方法，指导病人与护士合作。

3. 用物准备

根据病情准备好枕头等物品。

4. 环境准备

环境整洁、安静，温度适宜，光线充足。

【操作步骤】

操作步骤及说明见表4-2。

表4-2　协助病人移向床头法

操 作 步 骤	操 作 说 明
核对解释	核对病人的床号、姓名，向病人及家属解释操作目的、过程及配合事项，说明操作要点
固定装置	固定床脚轮，将各种导管及输液装置安置妥当，必要时将盖被折叠至床尾或一侧。根据病情放平床头支架，枕横立于床头
病人卧位	病人仰卧屈膝，双手握住床头栏杆
一人协助病人移向床头法：适用于生活能部分自理的病人	

操 作 步 骤	操 作 说 明
护士姿势	护士靠近床侧，两腿适当分开，一手托住病人肩背部，一手托住膝部
移向床头	在护士抬起病人的同时，病人脚蹬床面，使其上移
整理归位	放回枕头，按需要抬高床头，安置病人舒适卧位，整理床单位
二人协助病人移向床头法：适用于生活不能自理的病人	
护士姿势	1. 一种方法是护士两人站于同侧，一人托住病人颈肩及腰部，另一人托住臀部及腘窝部； 2. 另一种方法是护士两人分别站在床的两侧，两人双手相接，手指相互交叉，托住病人颈肩部和臀部
合力上移	两位护士同时用力，协调地将病人抬起，移向床头
整理归位	放回枕头，按需要抬高床头，安置病人舒适卧位，整理床单位

【注意事项】

（1）护士应运用人体力学原理，操作轻稳、节力、安全，两人的动作应协调统一。

（2）移动病人时不可有拖、拉、推等动作，以减少病人与床之间的摩擦力，避免擦伤皮肤及关节脱位。

（3）枕横立于床头，避免撞伤病人。

第五章
生命体征的评估及护理

体温、脉搏、呼吸、血压是机体内在活动的客观反映，也是衡量机体状况正常与否的重要指标，临床上统称为生命体征。正常情况下，生命体征在一定范围内相对稳定，而在病理情况下，其变化极为敏感。护士通过对生命体征的评估，可以掌握机体生理状态的基本情况，了解重要脏器的功能，并可预测疾病的发生、发展及转归，为预防、诊断、治疗和护理提供依据。因此，正确掌握生命体征的观察及护理是临床护理工作的重要内容之一。

01 | 体温的评估及护理

体温由三大营养物质糖、脂肪、蛋白质氧化分解而产生。三大营养物质在体内氧化时释放能量，并转化为热能以维持体温。相对恒定的体温是机体进行新陈代谢和生命活动的重要条件，因此体温被视为观察生命活动的重要体征之一。

一、正常体温及生理性变化

（一）正常体温

临床上常以口腔、直肠、腋下等处的温度来代表体温，在三种测量方法中直肠温度最接近人体深部的温度，而日常工作中采用口腔、腋下测量温度更为方便。正常体温是一个温度范围，而不是一个具体的体温点，其正常范围见表5-1。

表5-1　成人体温正常范围及平均值

部　　位	正常范围（℃）	平均温度（℃）
腋温	36.0～37.0	36.5
口温	36.3～37.2	37.0
肛温	36.5～37.7	37.5

（二）生理性变化

体温可随昼夜、年龄、性别、运动、用药等因素而出现生理性波动，但其变化范围很小，一般不超过 0.5～1.0 ℃。

1. 昼夜变化

正常人体温在24 h内呈周期性波动,一般清晨2～6时最低,午后2～8时最高。这种昼夜的规律性变化与机体活动的生物节律有关。

2. 年龄差异

儿童体温略高于成年人,成年人体温略高于老年人。新生儿尤其是早产儿,由于体温调节功能尚未发育完善,体温极易受环境温度的影响而变化。不同年龄的人其体温有所不同,与机体基础代谢水平不同有关。

3. 性别差异

一般女性体温平均比男性高0.3 ℃,女性基础体温随月经周期而发生规律性变化。在排卵前体温较低,排卵日体温最低,排卵后体温逐渐升高,这与体内孕激素水平周期性变化有关。

4. 运动状态

人体活动时体温升高,与肌肉活动时代谢增强,产热量增加有关。因此,临床上应在病人安静状态下测量体温。

5. 用药作用

麻醉药物可抑制体温调节中枢,使体温调节发生障碍,并能扩张血管,增加散热,故对术中、术后病人要注意保暖;有些药物则可通过抑制汗腺分泌而使体温升高。

此外,情绪激动、紧张、进食、环境温度的变化等都会对体温产生影响,在测量体温时应加以考虑。

二、异常体温的评估及护理

(一)体温过高

体温过高又称发热,是指机体在致热原作用下,体温调节中枢的调定点上移而引起的调节性体温升高。当体温上升超过正常值的0.5 ℃或一昼夜体温波动在1 ℃以上即可称为发热。

1. 临床分级（以口腔温度为例）

低热: 37.5～37.9 ℃

中度热: 38.0～38.9 ℃

高热: 39.0～40.9 ℃

超高热: 41 ℃以上

2. 发热过程

（1）体温上升期：其特点为产热大于散热。病人主要表现为畏寒、皮肤苍白、无汗、皮肤温度下降，有些病人可出现寒战。体温上升有骤升和渐升两种方式。如体温在数小时内迅速升至高峰称为骤升，见于肺炎球菌I生肺炎、疟疾；如体温在数小时内逐渐上升称为渐升，见于伤寒等。

（2）高热持续期：其特点是产热和散热在较高水平上趋于平衡，体温维持在较高状态。

病人主要表现为颜面潮红、皮肤灼热、口唇干燥、呼吸和脉搏加快、尿量减少等。

（3）退热期：其特点是散热增加而产热趋于正常。体温调节水平恢复至正常。此期病人表现为大量出汗和皮肤温度降低。退热有骤退和渐退两种方式，骤退时由于体温急剧下降，大量出汗体液丧失，年老体弱和心血管病人易出现血压下降、脉搏细速、四肢厥冷等虚脱或休克现象，应严密观察并及时给予处理。

3. 常见热型

临床上把各种体温曲线的形态称为热型。不同的发热性疾病可表现出不同的热型，加强观察有助于疾病的诊断。

（1）稽留热：体温持续在 39～40 ℃，达数日或数周，24 h 波动范围不超过 1 ℃。常见于肺炎球菌性肺炎、伤寒等。

（2）弛张热：体温常在 39 ℃以上，24 h 内温差超过 1 ℃，但最低体温仍高于正常水平。常见于败血症、风湿热、化脓性疾病等。

（3）间歇热：体温骤升至 39 ℃以上，持续数小时或更长，然后下降至正常或正常以下，经过一段时间的间歇，体温又升高，并反复发作，即高热期和无热期交替出现。常见于疟疾等。

（4）不规则热：发热无一定规律，且持续时间不定。常见于流行性感冒、癌性发热等。

4. 护理措施

（1）降低体温：可根据病情采用物理降温或药物降温方法。如体温超过 39 ℃可用冰袋冷敷头部；体温超过 39.5 ℃可用温水（或乙醇）拭浴，以达到降温目的。根据医嘱给予药物降温时应注意药物剂量，防止退热时大量出汗引起虚脱或休克。采取降温措施 30 min 后应测量体温，并做好记录和交班。病人出现寒战时应注意保暖。

（2）病情观察：定时测量体温，一般每日测量 4 次，高热病人每 4 h 测量体温 1 次，待体温恢复正常 3 天后，改为每日 2 次。同时注意观察呼吸、脉搏、血压、发热类型、发热程度及出汗情况。此外，还应注意观察是否有淋巴结肿大、出血、肝、脾大、结膜充血、关节肿痛等伴随症状。

（3）维持水、电解质平衡：高热病人因呼吸加快，皮肤蒸发水分及出汗，体液大量丧失。应鼓励病人多饮水，每日摄入量不能低于 2 500 ～ 3 000 mL，必要时按医嘱给予静脉输液以补充水分，促进毒素和代谢产物的排出。

（4）补充营养：高热病人迷走神经兴奋性降低，胃肠蠕动减弱，消化液分泌减少，影响食物的消化和吸收；同时机体分解代谢加强，能量消耗增多，导致机体消瘦、衰弱甚至营养不良，应及时给予高热量、高蛋白、高维生素、易消化的流质或半流质饮食。同时，注意食物的色、香、味，嘱病人少量多餐。不能进食者遵医嘱给予静脉输液或鼻饲，以补充营养物质及电解质。

（5）休息：发热病人由于消耗多，进食少，可酌情减少活动，适当休息。高热者应绝对卧床休息，并提供安静、空气流通、温湿度适宜的休养环境。

（6）预防并发症：发热病人机体抵抗力降低。加之唾液分泌减少，口腔黏膜干燥，有利于病原体生长、繁殖，易发生口腔溃疡和炎症。护士应协助病人在晨起、餐后及睡前漱口，保持口腔清洁，如口唇干裂者可涂液状石蜡；对出汗较多的高热病人应及时擦干汗液，更换衣服和床单，保持皮肤清洁、干燥，防止着凉；对长期高热卧床的病人，应预防压疮和坠积性肺炎等并发症。

（7）心理护理：对高热病人进行有针对性的心理护理，经常询问病人，了解其感受，对体温变化及伴随症状等耐心解答，给予精神安慰和支持，以缓解其紧张情绪。

（二）体温过低

体温低于正常范围称为体温过低。若体温低于 35 ℃以下称为体温不升。常见于早产儿、重度营养不良及极度衰竭的病人。此外，长时间暴露在低温环境中使机体散热过多过快，导致体温过低；颅脑外伤、脊髓受损、药物中毒等导致的体温调节中枢功能受损也是造成体温过低的常见原因。体温过低是一种危险的信号，常提示疾病的严重程度和不良预后。

1. 临床分级（以口腔温度为例）

轻度：32 ～ 35 ℃

中度：30 ～ 32 ℃

重度：<30 ℃，瞳孔散大，对光反射消失

致死温度：23 ～ 25 ℃

2. 临床表现

体温过低时病人常有体温不升、皮肤苍白、四肢冰冷、呼吸减慢、脉搏细弱、血压下降，感觉和反应迟钝、嗜睡、甚至昏迷等。

3. 护理措施

（1）保暖措施：采取适当的保暖措施，首先应提高室温在 24～26 ℃，其次可采取局部保暖措施，如给病人加盖被、给予热饮料、足部放置热水袋等方法，以提高机体温度。

（2）观察病情：密切观察病人的生命体征，加强体温监测，至少每小时测量体温一次，直至体温恢复正常并稳定，同时注意呼吸、脉搏、血压的变化。

（3）病因治疗：采取积极的治疗措施，去除引起体温过低的原因，使体温逐渐恢复至正常。

（4）随时做好抢救准备工作。

02 | 脉搏的评估及护理

在每一个心动周期中，随着心脏的节律性收缩和舒张，动脉内的压力发生周期性变化，导致动脉管壁产生有节律的搏动，称为动脉脉搏，简称脉搏。正常情况下，脉率与心率是一一致的，当脉搏微弱不易测定时，应测心率。

一、正常脉搏及生理性变化

（一）正常脉搏

1. 脉率

即每分钟脉搏搏动的次数，正常成人在安静状态下，它可随多种生理性因素变化而发生一定范围的波动。

2. 脉律

指脉搏的节律性。它在一定程度上反映了心脏的功能，正常脉搏搏动均匀规则，间隔时间相等。但在正常小儿、青年和部分成年人中可出现吸气时脉律增快，呼气时减慢的现象，表现为脉搏跳动的间隔时间不等，称为窦性心律不齐，一般无临床意义。

3. 脉搏的强弱

指血流冲击血管壁的力量强度的大小。正常情况下每搏强弱相同。脉搏的强弱取决于动脉的充盈程度、脉压大小及动脉壁的弹性。

4. 动脉壁的情况

正常动脉管壁光滑、柔软，富有弹性。

（二）生理性变化

1. 年龄

一般新生儿、幼儿的脉率较快，成人逐渐减慢，老年人稍增快。各年龄组的平均脉率见表5-2。

表5-2　各年龄组平均脉率

年　　龄	平均脉率（次／分）	
出生至1个月	120	
1～12个月	120	
1～3岁	100	
3～6岁	100	
6～12岁	90	
	男	女
12～14岁	85	90
14～16岁	80	85
16～18岁	75	80
18～65岁	72	
65岁以上	75	

2. 性别

女性的脉搏比男性稍快，通常每分钟相差5次左右。

3. 活动、情绪

一般在运动、情绪激动时可使脉率增快，休息、睡眠时则脉率减慢。

4. 药物、饮食

使用兴奋剂、饮浓茶或咖啡及进食可使脉率加快，使用镇静剂、洋地黄类药物和禁食可使脉率减慢。

二、异常脉搏的评估及护理

（一）异常脉搏

1. 脉率异常

（1）速脉：指在安静状态下成人脉率每分钟超过 100 次，又称心动过速。常见于发热、甲状腺功能亢进、大出血、疼痛等病人。一般体温每升高 1 ℃，成人脉率每分钟约增加 10 次，儿童则增加 15 次。

（2）缓脉：指在安静状态下成人脉率每分钟少于 60 次，又称心动过缓。常见于颅内压增高、甲状腺功能减退、房室传导阻滞或服用某些药物如地高辛等。

2. 节律异常

（1）间歇脉在一系列正常均匀的脉搏中，出现一次提前而较弱的脉搏，其后有一较正常延长的间歇（代偿性间歇），称间歇脉。亦称过早搏动。如每隔一个或两个正常搏动后出现一次过早搏动，前者称二联律，后者称三联律。常见于各种器质性心脏病或洋地黄中毒等病人。正常人在过度疲劳、精神兴奋时偶尔也出现间歇脉。

（2）绌脉：在同一单位时间内脉率少于心率，称绌脉或脉搏短绌。听诊时心律完全不规则，心率快慢不一，心音强弱不等。常见于心房纤维颤动的病人。

3. 强弱异常

（1）洪脉：当心输出量增加，周围动脉阻力较小，脉充盈度和脉压较大时，脉搏搏动强大有力，称洪脉。常见于高热、甲状腺功能亢进、主动脉瓣关闭不全等病人。

（2）丝脉：当心输出量减少，周围动脉阻力较大，动脉充盈度降低时，脉搏搏动细弱无力，扪之如细丝，称丝脉。常见于心功能不全、大出血、休克等病人。

（3）交替脉：指节律正常而强弱交替出现的脉搏。交替脉主要由于心室收缩强弱交替出现而引起，是左心室衰竭的重要体征。常见于高血压性心脏病、冠心病、主动脉瓣关闭不全等病人。

（4）奇脉：当平静吸气时脉搏明显减弱或消失称为奇脉。由于左心室排血量减少所致。常见于心包积液、缩窄性心包炎的病人。

（5）水冲脉：脉搏骤起骤落，急促而有力，如潮水涨落样称水冲脉。由于脉压增大所致。常见于甲状腺功能亢进、先天性动脉导管未闭、主动脉瓣关闭不全、严重贫血等病人。

4. 动脉壁异常

正常动脉用手指压迫时,其远端动脉管不能触及,若仍能触到者。提示动脉硬化。早期动脉硬化表现为动脉壁变硬, 失去弹性, 触诊呈条索状如按琴弦上, 严重者出现动脉迂曲或结节。

（二）护理措施

（1）休息与活动, 根据病情指导病人适量活动, 必要时增加卧床时间, 以减少心肌耗氧量。

（2）密切观察病情观察脉搏有无频率、节律和强弱的异常, 动脉壁的弹性;观察药物疗效及不良反应。

（3）备齐急救物品各种急救物品齐全, 抢救仪器处于良好的备用状态。

（4）心理护理进行有针对性的心理护理, 以缓解病人的紧张、恐惧情绪。

（5）健康教育指导病人及家属合理饮食, 戒烟、戒酒;认识脉搏监测的重要性,掌握正确监测方法, 学会自我护理。

三、脉搏测量技术

【目的】

1. 判断脉搏有无异常。

2. 监测脉搏变化, 间接了解心脏的功能状态。

3. 为疾病的诊断、治疗、护理和预防提供依据。

【准备】

1. 护士准备

衣帽整洁, 修剪指甲, 洗手, 戴口罩。

2. 病人准备

病人了解测量脉搏的目的、方法、注意事项及配合要点。测量前 20 ～ 30 min无剧烈运动、情绪激动等影响脉搏的因素。

3. 用物准备

有秒针的表、记录本和笔, 必要时备听诊器。

4. 环境准备

病室安静、整洁, 光线充足。

【操作步骤】

操作步骤及说明见表5-3。

表 5-3 脉搏测量技术

操作步骤	操作说明
核对解释	核对病人床号、姓名。向病人解释测量目的、配合方法及注意事项，取得病人合作
选择部位	1. 根据病人情况选择合适的测量部位； 2. 病人取卧位或坐位，手腕伸展，手臂取舒适位置，便于护士测量
正确测量	护士以食指、中指、无名指的指端放在桡动脉搏动处，压力大小以能清晰触及脉搏搏动为宜
绌脉测量	应由 2 名护士同时测量。一人听心率，另一人测脉率，由听心率者发出"起"与"听"的口令，计数 1 min
记录数值	方式：次 / 分，如 70 次 / 分；绌脉：心率 / 脉率，如100/70 次 / 分；将脉搏测得的数值绘制在体温单上

03 | 呼吸的评估及护理

为确保新陈代谢的正常进行和内环境的相对稳定，机体需要不断地从外界环境中摄取氧气，并把自身产生的二氧化碳排出体外，这种机体与环境之间进行气体交换的过程，称为呼吸。护士准确测量呼吸可以了解病人呼吸系统功能状况，以满足病人的生理需要。

一、正常呼吸及生理性变化

（一）正常呼吸

正常成人安静状态下呼吸频率为 16 ～ 20 次 / 分，节律规则，呼吸运动均匀平稳，无声且不费力。呼吸与脉搏的比例为（1：4）～（1：5）。一般情况下，男性及儿童以腹式呼吸为主，女性以胸式呼吸为主。

（二）生理性变化

1. 年龄

年龄越小，呼吸频率越快，如新生儿呼吸约 44 次 / 分。

2. 性别

女性较同龄男性呼吸稍快。

3. 运动

剧烈的运动机体代谢增加可引起呼吸加快，而休息、睡眠时呼吸则减慢。

4. 情绪

强烈的情绪变化，如恐惧、愤怒、害怕、悲伤或兴奋等可引起呼吸加快。

5. 其他环境

温度升高可使呼吸加深加快；气压的变化也会影响呼吸。如在高山或飞机上的高空低氧环境时，吸入的氧气不足以维持机体的耗氧量，呼吸会代偿性地加深加快。

二、异常呼吸的评估及护理

（一）异常呼吸的评估

1. 频率异常

（1）呼吸过速：成人在安静状态下呼吸频率超过 24 次 / 分，称为呼吸过速。常见于发热、疼痛、甲状腺功能亢进、贫血等病人。一般体温每升高 1 ℃，呼吸频率每分钟增加 3 ～ 4 次。

（2）呼吸过缓：成人在安静状态下呼吸频率低于 10 次 / 分，称为呼吸过缓。常见于颅内压增高、巴比妥类药物中毒等。

2. 深浅度异常

（1）深度呼吸：又称库斯莫呼吸，是一种深而规则的大呼吸，可伴有鼾音。常见于糖尿病、尿毒症等引起的代谢性酸中毒的病人。

（2）浅快呼吸：是一种浅表而不规则的呼吸，有时呈叹息样。可见于呼吸肌麻痹、肺胸膜疾病、肋骨骨折、严重腹胀、腹水者，也可见于濒死的病人。

3. 节律异常

（1）潮式呼吸：又称陈一施呼吸，是一种周期性的呼吸异常，其表现为呼吸由浅慢逐渐变为深快，再由深快转为浅慢，经一段时间的呼吸暂停（5 ～ 30 s）后，又开始重复以上的周期性变化。潮式呼吸是呼吸中枢兴奋性减弱或高度缺氧的表现。多见于中枢神经系统疾病。如脑膜炎、颅内压增高、巴比妥类药物中毒等病人。

（2）间断呼吸：又称毕奥呼吸。表现为有规律的呼吸几次后，突然停止，间隔一段时间后又开始呼吸，如此反复交替。间断呼吸是呼吸中枢兴奋性显著降低的表现。多见于颅内病变或呼吸中枢衰竭的病人，预后严重，常在呼吸完全停止前发生。

4. 声音异常

（1）蝉鸣样呼吸：即吸气时产生一种极高的音响，似蝉鸡样。多因声带附近受压、空气吸入困难所致。常见于喉头水肿、痉挛、喉头异物等。

（2）鼾声呼吸：即呼吸时发出一种粗大的鼾声。由于气管或支气管内有较多的分泌物积蓄所致，多见于昏迷病人，也可见于睡眠呼吸暂停综合征病人。

5. 呼吸困难

呼吸困难是指呼吸频率、节律和深浅度的异常，病人主观上感到空气不足，胸闷，客观上表现为呼吸费力，可出现鼻翼扇动、端坐呼吸、辅助呼吸肌参与呼吸活动及末梢发绀等。主要由于气体交换不足、机体缺氧所致。临床上可分为：

（1）吸气性呼吸困难：病人表现为吸气困难，吸气时间延长，伴有明显的三凹症（如胸骨上窝、锁骨上窝、肋间隙凹陷）。由于上呼吸道部分梗阻，气体进入肺部不畅，呼吸肌收缩，肺内负压增高所致。多见于喉头水肿、喉头异物等。

（2）呼气性呼吸困难：病人表现为呼气费力、呼气时间延长。由于下呼吸道部分梗阻，气体呼出不畅所致。多见于支气管哮喘、阻塞性肺气肿等。

（3）混合性呼吸困难：病人表现为吸气、呼气均感费力、呼吸表浅、频率增加。由于广泛性肺部病变使呼吸面积减少，影响换气功能所致。常见于重症肺炎、广泛性肺纤维化、大量胸腔积液、大面积肺不张等。

（二）护理措施

1. 保持呼吸道通畅

及时清除呼吸道分泌物，指导病人有效咳嗽，进行体位引流，对痰液黏稠者给予雾化吸入以稀释痰液，必要时采取机械吸痰等措施，保持呼吸道通畅。

2. 协助治疗

根据医嘱给药；给予氧气吸入或使用呼吸机，提高动脉血中的氧含量，促进气体交换，以改善呼吸困难。

3. 改善环境

调节室内温度和湿度，保持空气清新、湿润，以减少呼吸道不适感；提供安静环境以利于病人休息，减少耗氧量。

4. 监测呼吸

观察呼吸频率、节律的变化，有无呼吸困难及其他伴随症状。

5. 心理护理

紧张、恐惧的情绪因素可加重缺氧，应细心安慰和呵护病人，使病人情绪稳定。

6. 健康教育

指导病人及其家属认识呼吸监测的重要性，并能正确测量呼吸及自我护理。

附：睡眠呼吸暂停综合征

睡眠呼吸暂停综合征是一种常见的睡眠呼吸障碍性疾患。是指每晚 7 h 睡眠中，呼吸暂停反复发作在 30 次以上，每次持续时间≥ 10 s，并伴有一定程度血氧饱和度下降者。睡眠呼吸暂停综合征患病率为 1%～ 4%，65 岁以上人群发病率高达 20%～ 40%，已成为威胁现代人健康的严重隐患之一。

睡眠呼吸暂停综合征分为三型：①阻塞型。指鼻和口腔无气流，但胸、腹式呼吸仍然存在，临床上最为常见。②中枢型。指鼻和口腔气流与胸、腹式呼吸运动同时暂停。③混合型。指一次呼吸暂停过程中，开始时出现中枢型呼吸暂停，继之出现阻塞型呼吸暂停。临床上主要表现为打鼾、憋醒、白天嗜睡、晨起头痛、乏力、记忆力减退等；病人由于睡眠时反复呼吸暂停而缺氧，可引起高血压、心律失常、冠心病、哮喘、肺心病、脑血栓或脑出血、糖尿病等，严重时可导致睡眠猝死。肥胖、男性、颌面部异常包括颌面发育不全、鼻咽部软组织或淋巴组织增生、鼻阻塞、内分泌异常及家族史是易引起睡眠呼吸暂停综合征的相关因素。睡眠呼吸暂停综合征必须通过多导睡眠图检测才能够确诊。治疗包括一般措施和特殊治疗，一般措施：①控制体重；②避免酒精和镇静剂；③改变睡眠姿势。特殊治疗：①机械通气；②口腔矫治器；③外科治疗，目标是矫正不合适的解剖结构；④射频消融微创治疗。

三、呼吸测量技术

【目的】

（1）判断呼吸有无异常。

（2）监测呼吸变化，间接了解呼吸系统功能状态。

（3）为疾病的诊断、治疗、护理和预防提供依据。

【准备】

（1）护士准备衣帽整洁，修剪指甲，洗手。

（2）病人准备测量前 20 ～ 30 min 无剧烈运动、情绪激动等影响呼吸的因素。

（3）用物准备有秒针的表、记录本和笔，必要时备棉花。

（4）环境准备病室安静、整洁，光线充足。

【操作步骤】

操作步骤及说明见表 5-4。

表 5-4　呼吸测量技术

操 作 步 骤	操 作 说 明
核对解释	核对病人床号、姓名，解释目的和注意事项，取得病人的理解和合作
选择体位	协助病人取舒适体位，精神放松
正确测量	1. 护士保持诊脉手势，分散病人注意力，使病人处于自然呼吸的状态，观察病人的胸部或腹部的起伏（一起一伏为一次呼吸）； 2. 危重病人呼吸微弱不易观察时，可用少许棉花置于病人鼻孔前，观察棉花纤维被吹动情况，计时 1 min； 3. 测量 30 s，将所测得数据乘以 2，即为呼吸频率，如病人呼吸不规则或婴儿应测 1 min
记录数值	1. 记录方式：次 / 分，如 18 次 / 分； 2. 将呼吸测的数值绘制在体温单上

04 | 血压的评估及护理

血压是血液在血管内流动时对血管壁造成的侧压力，一般指动脉血压。血压随着心室的收力的最高值称为收缩和舒张而发生规律性的变化，当心脏收缩时，血液射入主动脉，此时动脉管壁所受到的压力的最低值称为舒张压。收缩压与舒张压之差称为脉压。

一、正常血压及生理性变化

（一）正常血压

以肱动脉血压为标准，正常成人安静状态下的血压范围为收缩压 90 ～ 140 mmHg（12.0 ～ 18.6 kPa），舒张压 60 ～ 90 mmHg（8.0 ～ 12.0 kPa），脉压 30 ～ 40 mmHg（4.0 ～ 5.3 kPa），平均动脉压 100 mmHg（13.3 kPa）左右。血压的计量单位有 kPa 和 mmHg 两种，kPa 和 mmHg 之间的换算关系：

1 mmHg=0.133 kPa，1 kPa=7.5 mmHg

（二）生理性变化

正常人的血压经常在小范围内波动，保持着相对的恒定。但可因各种因素的影响而有所改变，并且以收缩压的改变为主。

1. 年龄与性别

血压随年龄增加而逐渐增高，并以收缩压升高更为显著。青春期前男女之间血压差异较小，更年期以前女性血压略低于男性，更年期后无明显差别。

2. 昼夜和睡眠

通常，清晨血压最低，然后逐渐升高，至傍晚血压最高，过度劳累或睡眠不佳时血压可偏高。

3. 环境温度

在寒冷环境中由于末梢血管收缩血压可上升，高温环境下由于皮肤血管扩张血压可略下降。

4. 全位改变

立位血压高于坐位，坐位血压高于卧位，此种情况与重力引起的代偿机制有关。但长期卧床、贫血或使用降压药物的病人，若由卧位变成立位时可出现头晕、心慌等直立性低血压的表现。

5. 测量部位

一般右上肢血压约高于左上肢 10 ～ 20 mmHg，下肢收缩压比上肢高 20 ～ 40 mmHg（如用上肢袖带测量）。

6. 其他

情绪激动、剧烈运动、疼痛、吸烟等均可导致收缩压升高，舒张压一般无变化。此外，饮酒、摄盐过多、应用药物等对血压也有影响。

二、异常血压的评估及护理

（一）异常血压

导致收缩压升高，舒张压一般无变化。

1. 高血压

指正常状态下，成人收缩压≥140 mmHg，和（或）舒张压≥90 mmHg。

关于高血压的标准，目前采用的是 1999 年世界卫生组织与国际高血压联盟（WHO/ISH）制定的标准（表 5-5）。

表 5-5　高血压水平的定义和分类（WHO/ISH）

分　　级	收缩压（mmHg）	舒张压（mmHg）
理想血压	<120	<80
正常血压	<130	<85
正常高值	130～139	85～89
高血压	≥140	≥90
1 级高血压（轻度）	140～159	90～99
亚组：临界高血压	140～149	90～94
2 级高血压	160～179	100～109
3 级高血压	≥180	≥110
单纯收缩期高血压	≥140	<90

2. 低血压

指正常状态下，成人收缩压低于 90 mmHg，舒张压低于 60 mmHg，称为低血压。常见于大量失血、休克、急性心力衰竭等病人。

3. 脉压变化

（1）脉压增大：脉压超过 40 mmHg 称脉压增大。常见于主动脉硬化、主动脉瓣关闭不全、甲状腺功能亢进等。

（2）脉压减小：脉压低于 30 mmHg 称脉压减小。常见于心包积液、缩窄性心包炎、心力衰竭等。

新修订的《中国高血压防治指南》中将血压 120 ～ 139 mmHg / 80 ～ 89 mmHg 列为正常高值是根据我国流行病学数据分析的结果，血压处在此范围内者，必须改变生活方式，及早预防，以免发展为高血压。

（二）护理措施

1. 监测血压

如发现血压有异常时，应加强血压监测，及时了解血压变化，同时密切观察其伴随症状。

2. 劳逸结合

根据血压情况合理安排休息与活动，高血压初期不限制一般的体力活动，但应避免重体力活动；可进行散步、打太极拳等适度运动，颐养身心。病人血压较高时应嘱其卧床休息，如血压过低，应迅速安置病人平卧，并针对病因给予应急处理。

3. 心理护理

长期的抑郁或情绪激动、急剧而强烈的精神创伤可使交感 – 肾上腺素活性增强，血压升高，因此保持病人良好的心理状态非常重要。可通过了解病人性格及有关社会心理因素进行疏导，说明疾病过程，训练病人自我控制力，消除紧张和压抑的心理，保持最佳心理状态，主动配合治疗与护理。

4. 健康教育

让病人了解高血压病人科学的生活方式、饮食与治疗要求，学会自我监控血压与紧急情况的处理方法，帮助病人消除影响血压变化的不良生活方式，如戒烟戒酒等。低血压的病人应注意适度运动，增强体力；避免受凉；提供营养丰富的食物；必要时应用中药调治。

第六章
饮食与营养

饮食与营养是维持机体正常生长发育、促进组织修复、提高机体免疫力等生命活动的基本条件。合理的饮食调配和适当的营养供给不仅能满足人们的生理需求，而且是协助临床诊断和治疗、促进疾病康复的最有效手段。因此，护士必须掌握有关饮食和营养方面的知识，全面准确地了解病人的饮食与营养状况，制定并实施有效的饮食护理措施，以满足病人的饮食需求，促进病人早日康复。

01 医院饮食

人体所需营养素有糖类、蛋白质、脂肪、水、维生素和矿物质等。由于病人疾病和营养状况不同，所需的营养素也有所差异，因此，为适应不同病情的需要，应对某些营养素进行必要调整，以达到诊断、治疗、促进健康的目的，故将医院饮食划分三大类，即基本饮食、治疗饮食、试验饮食。

一、基本饮食

医院基本饮食适合于一般病人的需要（表6-1），包括普通饮食、软质饮食、半流质饮食、流质饮食4种。

表6-1 基本饮食

饮食种类	适用范围	饮食原则	用　法
普通饮食	无消化道疾患、病情较轻或疾病恢复期	一般易消化、无刺激性食物	每日进餐3次
软质饮食	老幼病人、口腔疾患、术后和肠道疾病的恢复期	以软烂无刺激性为主	每日进餐3～4次
半流质饮食	消化道疾患、吞咽咀嚼困难、发热及术后病人	少食多餐，无刺激性易于咀嚼及吞咽；膳食纤维含量少；食物呈半流质状	每日进餐5～6次
流质饮食	急性消化道疾患、高热、各种大手术后及其重症或全身衰竭等病人	食物呈流体状	每日进餐6～7次

二、治疗饮食

治疗饮食是在基本饮食的基础上，根据病情的需要，适当调整总热量和某些营养素，以达到辅助治疗或治疗目的（表6-2）。

表6-2 治疗饮食

饮食种类	适用范围	饮食原则和用法
高热量食物	用于热能消耗较高的病人	在基本饮食的基础上加餐2次，可进牛奶、豆浆、鸡蛋、蛋糕及甜食等
高蛋白饮食	长期消耗性疾病	在基本饮食的基础上增加富含蛋白质的食物
低蛋白饮食	用于急性肾炎、尿毒症、肝性昏迷等限制蛋白质摄入的病人	成人饮食中的蛋白质不超过40 g/d，视情况可酌情减少至20～30 g/d
低脂肪饮食	用于肝、胆、胰疾病，高脂血症、动脉硬化、冠心病、肥胖症及腹泻等病人	食物清淡、少油，尤其要限制动物脂肪的摄入
低胆固醇饮食	用于高胆固醇血症、高脂血症、动脉硬化、冠心病、高血压等病人	胆固醇摄入量 <300 mg/d，禁用或少用含胆固醇高的食物
低盐饮食	用于心脏病、急慢性肾炎、肝硬化腹水、高血压及各种原因所致水钠潴留的病人	成人每日禁食盐 <2 g或酱油 10 mL/d
无盐低钠饮食	与低盐饮食的病人相同，但病情较重者	无盐饮食
高纤维饮食	用于便秘、肥胖、高脂血症、糖尿病等病人	选择含纤维素多的食物
少渣饮食	用于伤寒、痢疾、肛门疾病、腹泻、肠炎及消化道手术后的病人	少用含纤维多的食物

三、试验饮食

试验饮食是在特定的时间内，通过对饮食内容的调整，达到协助诊断疾病和保证检查结果正确的目的（表6-3）。

表 6-3　实验饮食

饮食种类	适用范围	方法及注意事项
隐血实验饮食	用于诊断有无消化道出血或原因不明的贫血	实验前 3 天禁食肉类、肝脏、血类食品、含铁剂药物及大量绿色蔬菜等，以免产生假阳性反应
胆囊造影饮食	用于需要进行造影检查胆囊、胆管、肝胆管有无结石、慢性炎症及其他疾病病人	检查前 1 日中午进食高脂肪饮食
甲状腺 I 实验饮食	用于协助检查甲状腺功能	实验期为 2 周，在试验期禁用含碘食物及其他一切影响甲状腺功能的药物及食物

附：冠心病病人的饮食原则

冠心病病人重点是防治高血压与高脂血症。所以，在膳食中应注意以下各项：

（1）低热量、少量多餐，少吃含饱和脂肪酸高的食物，如肥肉、冰激凌等。过饱易引起急性心肌梗死。

（2）少吃含胆固醇高的食物，如蛋黄、鱼子、鱿鱼等。

（3）禁烈性酒，酒精浓度在 50°～60° 以上属烈性酒。这种酒刺激心脏使心跳加快，对冠心病不利。对于浓度较低的啤酒、葡萄酒也应该少喝。

（4）禁浓茶，茶有吸附脂肪，降胆固醇功能。但浓茶含咖啡较多，兴奋大脑，影响睡眠，对冠心病无益。

（5）多食对冠心病人有益的食品，如冬瓜、萝卜、鲤鱼、豆腐、蜂蜜等。

02 | 一般饮食的护理

对病人进行合理的饮食护理，是满足病人基本生理需要的重要措施。根据对病人饮食与营养状况的了解，结合疾病的特点，护士可确认病人在营养方面存在的问题，并采取适宜的饮食护理，帮助病人维持或恢复良好的营养状态，以促进病人早日康复。

一、影响饮食与营养的因素

影响饮食与营养的因素有生理因素、病理因素、心理因素和社会因素等。

（一）生理因素

1. 年龄、活动量

年龄不同，每日所需的食物量和特殊营养素也不同，如处于生长发育期的儿童、青少年所需热量及营养素较多，老年人所需热量及营养素逐渐减少，但对钙的需求增加。各种活动是能量代谢的主要因素，活动量大的人所需热能及营养素高于活动量小的人。

2. 特殊生理状况

女性在妊娠和哺乳期对营养素的需求量明显增加，并有饮食习惯的改变。妊娠期女性摄入营养素的比例应均衡，同时需要增加蛋白质、铁、碘、叶酸的摄入量。在孕期的后三个月尤其要增加钙的摄入量。哺乳期女性在每日饮食的基础上需再增加500 kcal 热量，蛋白质的需要量增加 65 g/d，同时应注意维生素 B 及维生素 C 的摄入。

（二）病理因素

1. 疾病

疾病本身所带来的不良情绪及疼痛等因素会使病人食欲减退；某些高代谢性疾病，如发热、甲状腺功能亢进等，由于代谢增加，所需营养也高于平时。有些疾病可引起机体营养素流失，如肾炎病人，通过尿液可流失大量蛋白质，则所需营养也应增加。

2. 药物

在治疗过程中，一些药物的使用亦可促进或抑制食欲，如抗组胺药赛庚啶等能增进食欲，非肠溶性红霉素可降低食欲。有的药物则可影响营养素的吸收，如苯妥英钠（抗惊厥）可干扰维生素 D 的吸收和代谢。

3. 饮酒

长期大量饮酒也可致食欲减退，对营养的摄入造成影响。长期大量饮酒的危害几乎波及全身的各个系统和器官，如肝脏、胰腺、心肌等，可造成酒精性肝病、胰腺炎、心肌病等，对机体造成非常大的危害，甚至危及生命。

4. 食物

某些病人对某种特定的食物会发生过敏反应或不耐受。例如，对虾、蟹等海产品过敏，可引起腹泻、哮喘、荨麻疹等。人对食物的不耐受一般是由于体内特定酶的遗传缺陷而导致对食物色素、添加剂或食物中天然含有的物质不耐受。如乳糖酶缺乏，可引起机体对乳制品的不耐受，一旦食用可导致腹泻等。

（三）心理、社会因素

1. 心理因素

不良情绪如焦虑、恐惧、忧郁、痛苦与悲哀等会使病人食欲减退，进食量减少甚至厌食；愉悦的情绪状态如快乐、激情等会促进食欲。此外，清新整洁的进食环境、良好的食物感官性状，使人具有轻松、愉快的心情，并可促进食欲。

2. 社会因素

人的饮食多受经济状况、文化背景、宗教信仰、地域环境等影响，经济状况的好坏会直接影响人们对食物的选择，从而影响人们的营养状况；文化背景、宗教信仰、地域环境等会影响饮食习惯，从而影响饮食的摄入和营养的吸收，影响健康甚至导致疾病。如东北地区居民冬天常吃腌制的酸菜,因其中含有较多的亚硝胺类物质，易导致消化系统肿瘤的发生。

二、病人的一般饮食护理

病人一般饮食的护理包括进食前护理、进食时护理和进食后护理。

（一）进食前护理

1. 饮食指导

护士应根据病人所需的饮食种类进行解释和指导，饮食指导时应尽量符合病人的饮食习惯，用一些病人容易接受的食物代替限制的食物，使病人适应饮食习惯的改变。逐渐纠正其不良饮食习惯。

2. 环境准备

病人进食的环境应以清洁、整齐、空气清新、气氛轻松为原则。舒适的进食环境可使病人心情愉快，增进食欲。

（1）整理床单，饭前半小时开窗通风，移去便器。

（2）进食前暂停非紧急治疗、检查和护理操作。

（3）同病室有危重病人应以屏风遮挡，若病情允许可安排在餐厅进餐。

3. 病人准备

在进食前，护士应协助病人做相应的准备工作。

（1）减少或去除各种引起不舒适的因素：疼痛者于饭前半小时遵医嘱给止痛剂；高热病人适时降温；敷料包扎固定过紧、过松者给予适当调整；因特定卧位引起疲劳时，应帮助病人更换卧位或给予相应部位按摩。

（2）督促并协助病人洗手、漱口或做口腔护理。条件允许时，可让其家属陪伴进餐。

（3）协助病人采取舒适的进食姿势：如病情允许，可协助病人下床进食；不能下床者，协助取坐位或半坐位，放好跨床桌，并擦拭干净；卧床病人协助取侧卧位或仰卧位（头转向一侧），并给予适当支托。将治疗巾或餐巾围于病人胸前，以保持衣服和被单的清洁，并使病人做好进食准备。

（二）进食时护理

1. 分发食物

护士洗净双手，衣帽整洁。根据饮食单上的饮食要求，督促并协助配餐员及时将饭菜准确无误地分发给每位病人。

2. 鼓励

进餐病人进食期间，护士应巡视观察病人进餐情况，同时鼓励或协助病人进餐。

（1）检查治疗饮食和试验饮食的实施情况，适时给予督促。访客带来的食物，需经护士检查，符合治疗护理原则的方可食用。

（2）不能自行进食的病人，护士应给予喂食。喂食时应根据病人的进食习惯，进食的次序与方法等耐心喂食；进流质饮食者，可用吸管进食。

（3）双目失明或双眼被遮盖的病人，除遵守上述喂食要求外，还应在喂食前告之食物名称以增加兴趣，促进消化液分泌。如病人要求自己进食，可设置时钟平面图放置食物，告知方法及食物名称，利于按顺序摄取。如6点钟处放主食，12点钟处放汤，9点钟处和3点钟处放菜。

（4）对禁食或限量饮食者，应告知病人原因，以取得合作，同时在床尾卡上标记，做好交接班。

（5）对于需要增加饮水量者，应向病人解释大量饮水的重要性；对限制饮水量者，应向病人及家属说明限水的目的、限水量，以取得合作，并且病人床边应有限水标记。

3. 健康教育

护士应创造轻松愉快的进餐环境，在病人进食期间，适时讲述和解答病人在饮食方面的问题，进行健康宣教，帮助病人纠正不良饮食习惯及违反医疗原则的饮食行为。

（三）进食后护理

（1）及时撤去餐具，督促协助病人洗手、漱口或做口腔护理，整理床单，以保持餐后的清洁和舒适。

（2）做好护理记录，如进食种类、量、病人进食时和进食后的反应等，以了解病人的进食是否满足营养需求。

（3）对暂禁食或延迟进食的病人做好交接班。

附：优质蛋白质的作用

食物所含蛋白质中各种必需氨基酸组成齐全、数量充足、比例合理、结构模式接近人体生理所需模式，这种蛋白质被称为优质蛋白质。大豆蛋白质和动物性蛋白质属优质蛋白质。

大豆蛋白质是植物蛋白质中身价最高、最引人注目的优质蛋白。其作用有：降低血浆胆固醇，防治心血管疾病；阻止尿钙损失，防止骨质疏松；调节妇女的生理周期，降低乳腺癌的发生率。

牛奶蛋白（主要含乳蛋白）是一种比其他任何动物蛋白营养价值都高，且来源充分的蛋白质。其作用有：提供丰富营养素；提高机体免疫力；预防高血压。在理想的蛋白质摄入中，要求动物蛋白占 30% 左右，牛奶是当前人们保证获得优质蛋白质的重要手段。

03 | 特殊饮食的护理

对于病情危重、存在消化功能障碍、不能经口或不愿经口进食的病人，为保证其营养素的摄取、消化、吸收，维持细胞的代谢，保持组织器官的结构与功能，调控免疫—内分泌等功能并修复组织，促进康复，临床上常根据病人的情况采用不同的特殊饮食护理。

一、鼻饲法

鼻饲法是将导管经鼻腔插入胃内，从管内注入流质食物、营养液、水分和物品的方法。

【目的】

供给食物营养液和药物以维持不能经口进食病人营养和治疗的需要。下列病人需要采用鼻饲法：

（1）昏迷病人。

（2）口腔疾患或口腔手术后的病人。

（3）不能张口的病人，如破伤风病人。

（4）其他病人，如早产儿、病情危重者、拒绝进食者。

【准备】

1. 护士准备

衣帽整洁，洗手，戴口罩。

2. 病人准备

病人了解鼻饲的目的、注意事项，以取得合作。如戴眼镜或有活动义齿者应取下，妥善放置。

3. 用物准备

（1）鼻饲包：治疗碗、压舌板、镊子、止血钳、普通胃管或硅胶管、50 mL 注射器、纱布、治疗巾。

（2）治疗盘（操作时用）：液状石蜡、棉签、胶布、夹子或橡胶圈、别针、纸巾、弯盘、听诊器、适量温开水、流质饮食 200 mL（38～40 ℃）、水温计。

（3）治疗盘（拔管时用）：治疗碗、纱布、弯盘、松节油、棉签等，根据病人需要可备漱口液。

（4）环境准备病室光线充足，安静、整洁，无异味。根据病人需要选用拉帘。

【操作步骤】

操作步骤及说明见表 6-4。

表 6-4　鼻饲法

操作步骤	操作说明
插 管 法	
核对解释	备齐用物，携至床旁，核对病人床号、姓名，并向病人及家属解释目的、需配合事项，以取得合作

操作步骤	操作说明
安置卧位	可取坐位、半坐卧位或仰卧位；昏迷病人取去枕仰卧位，头向后仰（以仰卧位为例）
清洁鼻腔	1. 疗巾于病人颌下，弯盘置于病人口角旁，准备胶布； 2. 通畅一侧鼻孔，用湿棉签清洁鼻腔
测长标记	1. 开鼻饲包，取出胃管，注入少量空气，检查是否通畅； 2. 测量插管长度（鼻尖至耳垂再至剑突，或前额发际至剑突距离，成人 45～55 cm），标记需插入的长度
润管插入	1. 用液状石蜡润滑胃管前端 10～20 cm； 2. 一手持纱布托住胃管，一手持镊子夹住胃管前端沿一侧鼻孔缓缓插入； 3. 至咽喉部时（14～16 cm），嘱病人做吞咽动作，迅速将胃管插入至所需长度； 4. 昏迷病人为提高插管的成功率，操作时应取去枕仰卧位，头向后仰，当胃管插入 15 cm（会厌部）时，托起病人头部，使下颌靠近胸骨柄徐徐插入至所需长度
验证固定	1. 胃管插入至预定长度，验证胃管在胃内； 2. 用胶布固定胃管于鼻翼及颊部
灌注食物	先注入少量温开水，不少于 10 mL，然后灌注流质饮食或药物，再注入少量温开水
反折固定	胃管开口端反折，用纱布包好。橡皮圈系紧或用夹子夹紧，用别针固定于病人衣领、大单或枕旁
整理记录	1. 协助病人清洁口、鼻腔，整理床单，嘱病人维持原卧位 20～30 min，洗净注射器，放于治疗盘内。用纱布盖好备用，所有用物每日消毒一次； 2. 洗手，记录插管时间、病人反应、鼻饲液种类及量
拔　管　法	
拔管擦拭	1. 核对后将弯盘置于病人颌下，夹紧胃管末端放弯盘内，揭去胶布； 2. 用纱布包裹近鼻孔处胃管，嘱病人做深呼吸，在病人呼气时，一手反折胃管拔管，边拔边用纱布擦拭胃管，至咽喉处快速拔出，以免液体滴入气管内； 3. 包住拔出的胃管，盘曲放于弯盘中，清洗病人口鼻及面部，擦去胶布痕迹，必要时协助病人漱口或做口腔护理
整理记录	1. 清理用物，整理床单，协助病人取舒适卧位； 2. 洗手，记录拔管时间和病人反应

【注意事项】

（1）鼻饲前应进行有效的护患沟通，向病人解释鼻饲目的及配合方法，消除病人的疑虑和不安全感。

（2）操作时动作应轻稳，以防损伤鼻腔及食管黏膜。

（3）插管过程中应观察病人反应，正确处理操作中遇到的问题：

1）出现恶心症状，可暂停片刻，嘱病人做深呼吸，缓解后再插入。

2）出现呛咳、呼吸困难、发绀等情况，应立即拔管，休息片刻后重新插入。

3）插入不畅可将胃管抽出少许，再小心向前推进或检查胃管是否盘曲在口腔中，不得强行插入，以免损伤黏膜。

（4）确定胃管在胃内的三种方法：

1）胃管末端接注射器抽吸，有胃液抽出。

2）将听诊器放于胃部，用注射器从胃管末端快速注入 10 mL 空气，能听到气过水声。

3）将胃管末端放入水中，无气体逸出。

（5）每次鼻饲量不超过 200 mL，间隔时间不少于 2 h。须服用药物时应将药片研碎，溶解后再灌入；新鲜果汁和奶液应分别注入，防止产生凝块。

（6）鼻饲过程中应做到"三避免"：

1）避免灌入空气，以防造成腹胀。

2）避免灌注速度过快，防止不适应。

3）避免鼻饲液过热或过冷，防止烫伤黏膜和胃部不适。

（7）长期鼻饲者应每天进行口腔护理，每周更换胃管一次，晚间末次喂食后拔出，翌晨从另侧鼻孔插入。

（8）食管、胃底静脉曲张，食管癌和食管梗阻的病人禁忌鼻饲。

二、要素饮食

要素饮食是一种化学精制食物，含有全部人体所需的易于消化吸收的营养成分，包含游离氨基酸、单糖、必需脂肪酸、维生素、无机盐类和微量元素。它的主要特点是无需经过消化过程，可直接被肠道吸收。要素饮食可通过口服、鼻饲、滴注等方法供给病人。要素饮食的操作步骤以滴注法为例，适用于经空肠喂食的危重病人。

【目的】

供给化学精制食物，以促进危重病人伤口愈合，改善营养状况，达到辅助治疗的目的。适用于下列病人：

（1）严重烧伤及创伤、严重化脓性感染、多发性骨折等病人。

（2）外科手术前后需营养支持者。

（3）肿瘤或其他消耗性疾病引起的营养不良病人。

（4）肠炎及其他腹泻、消化道瘘、急性胰腺炎等病人。

（5）其他，如脑外伤、免疫功能低下病人。

【准备】

1. 护士准备

衣帽整洁，洗手，戴口罩。

2. 病人准备

病人了解要素饮食的目的、注意事项，以取得合作。

3. 用物准备

（1）治疗盘：碘伏、无菌持物钳、无菌棉签、液状石蜡、棉签、弯盘、适量温开水、等渗盐水或蒸馏水、治疗碗（内盛纱布）、橡胶圈、别针、70%乙醇等。

（2）滴入器具：无菌有盖吊瓶、输液器、瘘管等，输液泵、输液架、热水瓶、夹子等。

（3）要素饮食：液态要素饮食、果汁、菜汤；粉状要素饮食—按比例添加水，配制成5%、10%、15%、20%或25%的液体。

4. 环境准备

病室安静、整洁，光线充足。根据病人需要选用拉帘。

【操作步骤】

操作步骤及说明见表6-5。

表6-5 要素饮食滴注法

操作步骤	操作说明
核对解释	核对病人床号、姓名，并向病人及家属解释目的和需配合事项，以取得合作
准备液体	1. 检查无菌有盖吊瓶、输液泵是否完好，输液器生产日期和灭菌日期，并衔接好，将有盖吊瓶挂在输液架上；2. 消毒水温计，然后测要素饮食的温度。温度适宜即倒入无菌有盖吊瓶内
排气冲管	输液器内的气体排尽（茂菲氏滴壶以下），将输液器挂在输液架上

操作步骤	操作说明
消毒冲管	消毒造瘘口的皮肤及造瘘管，用少量温开水冲洗造瘘管
接管调速	1. 将输液器的头皮针取下弃掉，润滑输液器前端，再次排气与造瘘管连接； 2. 间歇滴注每日 4～6 次，每次 400～500 mL，每次输注持续时间 30～60 min； 3. 连续滴注 12～24 h 内持续滴入，浓度宜从 5% 开始逐渐调至 20%～25%；速度由 40～60 滴/小时开始渐增至 120 mL/h，最高可达 150 mL/h 或用输液泵保持恒定滴速。温度应保持在 41～42℃
拔管固定	滴注完毕，将输液器和造瘘管分开，再用少量温开水冲洗造瘘管，并将造瘘管反折用无菌纱布包好，橡胶圈缠绕并固定
整理记录	整理床单，记录滴注次数、剂量及病人反应

【注意事项】

（1）要素饮食需新鲜配制，并严格执行无菌操作，所有配制用物均严格灭菌后使用。每天配制一次，置冰箱保存，并应于 24 h 内用完。

（2）要素饮食应以低浓度、低容量开始，逐渐增加。停用时需逐渐减量，不可骤停，以免引起低血糖反应。使用期间定期检查血糖、尿糖、大便潜血、出凝血时间、凝血酶原、氮排出量和肝功能、电解质等，定期测体重。

（3）滴注过程中应经常巡视病人，如出现恶心、呕吐、腹胀等症状时应及时查明原因，根据病人反应原因与轻重程度适当调整速度、温度及量，反应严重者可暂停滴入。

（4）长期使用者应补充维生素和矿物质。

（5）消化道出血病人、3 个月内婴儿应禁止使用。糖尿病病人、胃切除术后病人应慎用。

附：完全胃肠外营养

完全胃肠外营养简称 TPN，亦称静脉营养，是通过胃肠以外的途径从中心静脉或周围静脉以浓缩的形式输入病人所需的热量及营养素。

完全胃肠外营养普遍应用于临床，凡是营养不良或潜在的营养不良且胃肠道无功能的病人都可接受全肠外营养支持治疗，适应证同要素饮食，严重呼吸、循环衰竭病人，严重水、电解质平衡紊乱病人禁用完全胃肠外营养。全营养混合液需按严格的配制程序，尽量现配现用，如配好后暂不输注可放置于 4～10 ℃冷藏箱内，保存时间不超过 24 h。

第七章
排泄护理

排泄是机体将新陈代谢的产物排出体外的生理过程，是人体的基本生理需要之一，也是维持生命的必要条件。人体排泄的途径有皮肤、呼吸道、消化道及泌尿道，其中消化道和泌尿道是主要的排泄途径。病人因疾病丧失自理能力或因缺乏有关的保健知识，使其不能正常地进行排便、排尿活动时，护士应运用与排泄有关的护理知识和技能，帮助并指导病人维持和恢复正常的排泄状态，满足其排泄的需要，使之获得最佳的健康和舒适状态。

01 | 排尿护理

　　机体通过排尿活动可将其代谢的终末产物、有毒物质和药物等排出体外，同时调节水、电解质及酸碱平衡，以维持人体内环境的相对稳定。护理人员在工作中应密切观察病人的排尿活动，了解其身心需要，提供恰当的护理措施，解决病人存在的排尿问题，促进身心健康。

一、尿液的观察

（一）正常尿液的观察

　　正常情况下排尿受意识支配，无障碍，无痛苦，可自主随意进行。

　　1. 尿量与次数

　　正常成人 24 h 尿量 1 000 ～ 2 000 mL，平均约 1 500 mL。一般日间排尿 3 ～ 5 次，夜间排尿 0 ～ 1 次，每次尿量 200 ～ 400 mL。

　　2. 颜色、透明度

　　新鲜尿液呈淡黄色、澄清、透明。

　　3. 比重、酸碱性

　　尿比重波动在 1.015 ～ 1.025 之间，pH 5 ～ 7 平均为 6，呈弱酸性。

　　4. 气味

　　新鲜尿液的气味来自尿中的挥发性酸，静置后因尿素分解产生氨，故有氨臭味。

（二）异常尿液的观察

1. 尿量与次数

（1）多尿：24 h 尿量经常超过 2 500 mL 者为多尿，常见于糖尿病、尿崩症等患者。

（2）少尿：24 h 尿量少于 400 mL 或每小时尿量少于 17 mL 者为少尿。常见于心、肾疾病和休克等病人。

（3）无尿：24 h 尿量少于 100 mL 或 12 h 内无尿者为无尿或尿闭。常见于严重休克和急性肾衰竭的病人。

（4）膀胱刺激征：主要表现为尿频、尿急、尿痛。常见于膀胱及尿路感染等患者。

2. 颜色

（1）血尿：是指尿液内含有一定量的红细胞。肉眼血尿呈淡红色或呈棕色。常见于输尿管结石、急性肾小球肾炎、泌尿系结核及肿瘤等病人。

（2）血红蛋白尿：呈酱油色或浓茶色，隐血试验阳性。常见于溶血性贫血和溶血反应等病人。

（3）胆红素尿：呈黄褐色或黄色。常见于肝细胞性黄疸及阻塞性黄疸等病人。

（4）脓尿：呈白色絮状浑浊。常见于泌尿系结核、非特异性感染等病人。

（5）乳糜尿：因尿液中含有大量淋巴液而呈乳白色。常见于丝虫病。

3. 透明度

尿中有脓细胞、红细胞和大量上皮细胞、管型时新鲜尿液即为浑浊状。常见于泌尿系统感染等病人。

4. 比重

如尿比重经常固定于 1.010 左右的低水平，提示严重肾功能障碍。

5. 气味

泌尿道感染时，新鲜尿液有氨臭味；糖尿病酮症酸中毒时，尿液呈烂苹果味。

二、影响排尿的因素

1. 年龄和性别

婴儿因大脑发育不完善，其排尿不受意识支配，2～3 岁后才能自我控制；老年人因膀胱肌肉张力减弱，会出现尿频；老年男性会因前列腺增生压迫尿道而造成尿滴沥和排尿困难；妇女在妊娠期和月经周期中排尿形态也有改变。

2. 饮食与气候

食物中含水量多和大量饮水均可增加尿量；饮用咖啡、浓茶及酒类饮料可利尿；食用含钠量多的食物可导致机体水钠潴留；气温高时，人体大量出汗，可使尿量减少。

3. 治疗与检查

手术中使用麻醉剂会导致尿潴留；某些诊断性检查要求病人暂时禁食禁水，因而体液减少影响尿量；某些泌尿道的检查可能造成水肿、损伤或不适，导致排尿形态的改变。

4. 疾病

泌尿系统的结石、肿瘤或狭窄，均可导致泌尿道阻塞，出现尿潴留；泌尿系统的感染可引起尿频、尿急、尿痛；神经系统的损伤或病变会导致尿失禁。

5. 排尿习惯

排尿的时间、环境、姿势等也会影响排尿活动。

6. 心理因素

情绪紧张、焦虑、恐惧可引起尿频、尿急，有时也会抑制排尿出现尿潴留。排尿还受暗示的影响，如听觉、视觉或身体其他感觉的刺激可诱导排尿。

三、排尿异常的护理

（一）尿失禁病人的护理

尿失禁是指排尿失去控制，尿液不自主地流出。常分为以下类型，①真性尿失禁：指膀胱完全不能贮存尿液，处于空虚状态，持续发生滴尿现象，可见于昏迷病人；②假性尿失禁（充溢性尿失禁）：指膀胱充盈达一定压力时，尿液不自主地溢出或滴出，多见于糖尿病病人；③压力性尿失禁：指腹部压力增加（如咳嗽、打喷嚏、大笑）时出现不自主地排尿，多见于中、老年女性。

1. 心理护理

尿失禁病人的心理压力较大，常表现为自卑、忧郁、丧失自尊等，期望得到别人的理解和帮助。护士应理解、尊重病人，给予安慰和鼓励，使其树立信心，积极配合治疗和护理。

2. 皮肤护理

保持局部皮肤的清洁和干燥，经常清洗会阴部，勤换衣裤、床单、衬垫等；定期按摩受压部位；防止压疮的发生。

3. 外部引流

男病人可用尿壶接尿，也可用阴茎套连接集尿袋接尿，但此法只宜短时间使用。女病人可用女式尿壶紧贴外阴部接取尿液。

4. 导尿管留置术

对于长期尿失禁的病人给予导尿管留置导尿或定期放尿，避免尿液浸湿床褥，刺激皮肤发生压疮。

5. 室内环境

定期开门窗通风换气，保持室内空气清新，使病人舒适。

6. 健康教育

（1）鼓励病人多饮水。如病情允许，嘱其每日摄入液体 2 000 ~ 3 000 mL，以预防泌尿系统感染并能促进排尿反射，入睡前限制饮水，以减少夜尿量。

（2）训练膀胱功能。初起每隔 1 ~ 2 h 让病人排尿，以手掌自膀胱上方向下压迫，使膀胱内尿液被动排出，以后逐渐延长排尿时间，以促进排尿功能恢复。

（3）锻炼盆底肌。指导病人取立、坐或卧位，试做排尿（便）动作，先慢慢收紧盆底肌肉，再缓缓放松，每次 10 s 左右，连续 10 遍，每日锻炼 5 ~ 10 次，以不感疲乏为宜。

（二）尿潴留病人的护理

尿潴留是指膀胱内潴留大量尿液而又不能自主排出。

1. 心理护理

尿潴留病人常表现为急躁、紧张和焦虑，护士应针对病人的心态给予安慰和解释，消除不良情绪，鼓励其树立战胜疾病的信心，积极配合治疗和护理。

2. 姿势和环境

尽量使病人以习惯的体位和姿势排尿，在病情许可的情况下抬高上身或坐起排尿。对需绝对卧床休息或某些手术病人应有计划地提前训练在床上排尿，以免因改变排尿姿势而发生尿潴留。护士还应为病人提供隐蔽的排尿环境。

3. 诱导排尿

利用某些条件反射诱导排尿，如让病人听流水声或用温水冲洗会阴部。

4. 热敷与按摩

热敷、按摩下腹部（膀胱高度膨胀时，按摩时应注意力度，以免造成膀胱破裂），使肌肉放松，促进排尿。

5. 针灸、药物

采用针灸治疗，常用中极、三阴交、曲骨穴等刺激排尿；必要时遵医嘱用药。

6. 导尿术

如经上述措施处理无效，则需采用导尿术。

7. 健康教育

教育病人预防尿潴留，如养成定时、及时排尿的习惯，前列腺肥大病人勿过度劳累和饮酒，并注意预防感冒等。

四、导尿术

导尿术是在严格无菌操作下，将导尿管经尿道插入膀胱引出尿液的技术。

【目的】

（1）为尿潴留病人引流出尿液，以减轻痛苦。

（2）协助临床诊断，如留取尿培养标本，测量膀胱容量、压力，检查残余尿，进行尿道或膀胱造影等。

（3）为膀胱肿瘤的病人进行膀胱内化疗。

【准备】

1. 护士准备

衣帽整洁，洗手、戴口罩。

2. 病人准备

病人和家属知道导尿的目的及安全性，能自理者嘱其自行冲洗会阴，不能自理者护士给予协助。

3. 用物准备

（1）外阴消毒包：弯盘、手套（或指套2只）、治疗碗（内置棉球10余个）、血管钳。

（2）无菌导尿包：治疗碗（内置棉球）、小药杯、液状石蜡棉球瓶、标本瓶、治疗巾、洞巾、包布；内置弯盘2个、血管钳2把、纱布2块、导尿管2根（10号、12号）。

（3）其他：小橡胶单和治疗巾1套或一次性尿垫、浴巾、无菌持物钳和容器、无菌手套、消毒溶液、便器和便器巾、屏风；男病人导尿时加纱布2块。

4. 环境准备

清洁、调节室温、酌情关闭门窗、遮挡病人。

【操作步骤】

1. 女病人导尿术

女性尿道特点:短、粗、直、长 4～5 cm,且富扩张性,尿道外口位于阴蒂下方、阴道口的上方,呈矢状裂。

操作步骤及说明见表7-1。

表7-1 女病人导尿术

操作步骤	操作说明
核对解释	备齐用物携至床旁。核对病人床号、姓名,并向病人及家属解释目的和需配合事项,以取得合作
安置卧位	1. 松开床尾盖被,站在病人右侧; 2. 帮助病人脱去对侧裤腿盖在近侧腿上,并盖上浴巾,上身和对侧腿用盖被遮盖; 3. 病人取屈膝仰卧位,两腿略外展,露出外阴; 4. 将小橡胶单和治疗巾或一次性尿垫铺于病人臀下
首次消毒	1. 置弯盘于近会阴处,治疗碗置弯盘后,左手戴手套或戴指套(左手拇指和食指); 2. 右手持血管钳夹取消毒液棉球,依次消毒阴阜、大阴唇,左手分开大阴唇,消毒小阴唇及尿道口(消毒顺序:由外向内,自上而下,先对侧再近侧,每个棉球限用一次),将污棉球置弯盘内; 3. 消毒毕,脱下手套或指套放于弯盘内,将弯盘和治疗碗移至治疗车下层
开包铺巾	1. 打开导尿包,将包置于病人两腿间,倒消毒液于小药杯内; 2. 戴无菌手套,铺洞巾,使洞巾和包布内面形成一无菌区,并按操作顺序排列用物,用液状石蜡棉球滑润导尿管前端
再次消毒	左手分开并固定小阴唇,右手持血管钳夹取消毒液棉球依次消毒尿道口、两侧小阴唇,再次消毒尿道口(消毒顺序由内向外、自上而下、先对侧再近侧,每个棉球限用一次),污棉球、小药杯放于弯盘内,用血管钳将弯盘移至床尾,左手仍固定小阴唇
插导尿管	1. 嘱病人张口呼吸,使尿道括约肌松弛; 2. 右手将一只无菌弯盘移置近会阴处,用血管钳夹持导尿管前端对准尿道口轻轻插入尿道 4～6 cm,见尿液流出再插入 1 cm; 3. 松开左手,下移固定导尿管,将尿液引入弯盘内,尿液盛满及时夹住导尿管的末端,倾倒尿液于便器或容器内,再打开导尿管继续放尿; 4. 如留取尿培养标本,用无菌标本瓶接取中段尿液 5 mL,盖好瓶盖

操作步骤	操作说明
拔导尿管	1. 导尿完毕，夹住导尿管末端并拔出置于弯盘内； 2. 撤下洞巾，擦净会阴并取浴巾遮盖，脱下手套，撤去导尿包、治疗巾和小橡胶单于治疗车下层
整理记录	1. 协助病人穿裤并取舒适卧位，整理床单位、清理用物； 2. 洗手，记录导尿时间、引流量、尿液性状和病人反应； 3. 将尿标本瓶贴好标签，连同化验单送检

2. 男病人导尿术

成人男性尿道长 18 ~ 20 cm，有两个弯曲（耻骨前弯和耻骨下弯）、三个狭窄（尿道外口、膜部和尿道内口）。

操作步骤及说明见表 7-2。

表 7-2 男病人导尿术

操作步骤	操作说明
核对解释	备齐用物携至床旁，核对病人床号、姓名，向病人及家属解释导尿的目的和需配合事项，以取得合作
安置卧位	1. 松开床尾盖被，站于病人右侧； 2. 病人取仰卧位，两腿平放略分开，暴露会阴部，上身及腿部分别用被子及浴巾盖好； 3. 将小橡胶单、治疗巾或一次性尿垫铺于病人臀下
首次消毒	1. 左手戴手套，右手持血管钳夹取消毒液棉球依次消毒阴囊及阴茎； 2. 用无菌纱布裹住阴茎略提起，将包皮向后推，暴露尿道外口。用右手持血管钳夹取消毒棉球自尿道口向外旋转擦拭尿道口、龟头及冠状沟数次。每只棉球限用一次，将污棉球置于弯盘内； 3. 消毒毕，脱下手套放于弯盘内，弯盘移至治疗车下层
开包铺巾	同女病人导尿术
再次消毒	左手用无菌纱布裹住阴茎将包皮后推，露出尿道口，用消毒液棉球再次消毒，方法同前
插导尿管	1. 将病人阴茎提起，与腹壁成 60°，使耻骨前弯消失，伸直尿道便于导尿管插入； 2. 嘱病人张口呼吸，左手继续固定阴茎，右手持血管钳夹住导尿管前端，对准尿道口轻轻插入 20 ~ 22 cm，见尿液流出后再插入约 2 cm，将尿液引流入弯盘内； 3. 如需作尿培养，用无菌标本瓶接取中段尿液 5 mL，盖好瓶盖

操作步骤	操作说明
拔导尿管	同女病人导尿术
整理记录	同女病人导尿术

【注意事项】

（1）严格执行无菌技术操作原则，防止尿路感染。

（2）保护病人隐私，维护病人自尊，做好解释与沟通，遮挡操作环境并采取适当的措施防止病人着凉。

（3）选择光滑和粗细适宜的导尿管。插管时动作要轻柔、准确，避免损伤尿道黏膜。

（4）为男病人插导尿管时，因膀胱颈部肌肉收缩产生阻力，应稍停片刻，嘱病人做深呼吸后，再慢慢插入。

（5）为女病人导尿时，若导尿管误入阴道，必须更换导尿管后重新插入。老年女性尿道口回缩，插管时应仔细观察、辨认，避免误入阴道。

（6）对膀胱高度膨胀且又极度虚弱的病人，首次放尿量不得超过 1 000 mL。因大量放尿可导致腹腔内压力突然降低，大量血液滞留在腹腔血管内，引起病人血压突然下降产生虚脱，还会使膀胱内压突然降低，引起膀胱黏膜急剧充血而发生血尿。

五、导尿管留置术

导尿管留置术是在导尿后，将导尿管保留在膀胱内持续引流出尿液的技术。

【目的】

（1）抢救休克、危重病人时准确记录尿量，测量尿比重，以密切观察病情变化。

（2）为盆腔器官手术前的病人引流尿液，以排空膀胱，避免术中误伤。

（3）为某些泌尿系统手术后的病人留置导尿管，便于持续引流和冲洗；并可减轻手术切口的张力，以利于愈合。

（4）为昏迷、瘫痪等尿失禁病人或会阴部有伤口的病人留置导尿管，以保持会阴部的清洁干燥。

【准备】

1. 护士准备

衣帽整洁，洗手、戴口罩。

2. 病人准备

病人和家属知道导尿管留置的目的、注意事项。

3. 用物准备

无菌气囊导尿管 1 根（16 ～ 18 号）、10 mL 注射器 1 副、无菌等渗盐水 0 ～ 40 mL、无菌集尿袋 1 只，橡皮圈 1 只、安全别针 1 个，如为普通导尿管需备宽胶布 1 块，备皮用物 1 套，其余同导尿术用物。

4. 环境准备

清洁、调节室温、酌情关闭门窗、遮挡病人。

【注意事项】

（1）保持引流通畅，引流管应放置妥当，避免扭曲、受压、堵塞等造成引流不畅。

（2）防止逆行感染保持尿道口清洁、干燥，每日用消毒液棉球消毒尿道口和外阴 1 ～ 2 次。每日更换引流管及集尿袋，每周更换导尿管一次；及时放出集尿袋内尿液并记录，倾倒时不可将引流管末端抬高（需低于耻骨联合）。

02 | 排便护理

当食物经口进入胃和小肠消化吸收后，残渣贮存于大肠内，经细菌发酵和腐败作用后形成粪便，其粪便的性质与形状可以反映消化系统的功能状况。因此，护理人员通过对病人排便活动及粪便的观察，可以及早发现和鉴别消化道疾患，有助于诊断、治疗和制订相应的护理计划。

一、粪便的观察

（一）正常粪便的观察

1. 量与次数

排便是人体基本生理需要，每日排便量与食物的种类、数量及消化器官的功能有关。一般成人每日排便 1 ～ 2 次，婴幼儿 3 ～ 5 次，平均排便量 100 ～ 300 g。

2. 形状与颜色

正常粪便柔软成形，呈黄褐色，婴儿的粪便呈黄色或金黄色。粪便的颜色可因摄入的食物和药物的不同而发生变化。

3. 气味与混合物

粪便的气味是由于蛋白质经细菌分解发酵而产生，气味因摄入食物的种类而异。粪便中含有少量黏液，有时可伴有未消化的食物残渣。

（二）异常粪便的观察

1. 次数

成人每日排便超过 3 次或每周少于 3 次且形状改变，应为排便异常，如腹泻、便秘。

2. 形状

粪便呈糊状或水样，见于消化不良或急性肠炎；粪便干结坚硬，有时呈栗子样，见于便秘；粪便呈扁条状或带状，见于直肠、肛门狭窄或肠道部分梗阻。

3. 颜色

柏油样便见于上消化道出血；暗红色便见于下消化道出血；陶土色便见于胆道梗阻；果酱样便见于阿米巴痢疾或肠套叠；粪便表面有鲜血或便后有鲜血滴出见于直肠息肉、肛裂或痔疮；霍乱、副霍乱粪便呈白色"米泔水"样。

4. 气味

严重腹泻的病人粪便呈恶臭味；下消化道溃疡、恶性肿瘤病人粪便呈腐败味；上消化道出血病人粪便呈腥臭味；消化不良、乳儿粪便呈酸败味。

5. 混合物

粪便中混有大量黏液常见于肠炎；粪便中伴有脓血常见于直肠癌、痢疾；肠道寄生虫感染粪便中可见蛔虫、蛲虫等。

二、影响排便的因素

1. 年龄

幼儿期由于神经肌肉系统发育不全，不能控制排便；老年人由于腹壁肌肉张力降低，肠蠕动减弱，易发生便秘。

2. 饮食

食物是影响排便的主要因素，如果饮食不均衡、摄入量过少、食物中缺少纤维或摄入液体量不足等，均会引起排便困难或便秘。

3. 活动

适当活动可刺激肠蠕动，有助于维持正常的排便功能。如长期卧床、缺乏活动、可导致排便困难或便秘。

4. 个人排泄习惯

每日定时排便,能形成规律的排便习惯。排便姿势、环境的改变会影响正常排便。

5. 心理因素

精神抑郁时可导致便秘,而情绪紧张、焦虑,可导致迷走神经兴奋,肠蠕动增加而引起吸收不良、腹泻。

6. 治疗因素

长期应用抗生素,干扰肠内正常菌群的功能可造成腹泻;大剂量使用镇静剂可导致便秘;手术时使用麻醉药物可使肠蠕动暂停,一般腹部手术 24 ~ 48 h 胃肠功能才趋于恢复。

7. 疾病因素

脊髓损伤、脑卒中等可导致排便失禁;腹部和会阴部的伤口疼痛,可抑制便意;肠道感染时肠蠕动增加可导致腹泻。

三、排便异常的护理

(一)便秘病人的护理

便秘是指正常排便形态改变,排便次数减少,粪质干硬,排便困难。

1. 心理护理

了解病人心态和排便习惯,解释便秘的原因及护理措施,消除病人的思想顾虑。

2. 排便环境

为病人提供隐蔽的环境及充裕的排便时间,适当调整查房、治疗、护理和进餐时间,使病人安心排便。

3. 选取适宜的排便姿势

床上使用便器时,病人取坐位或抬高床头,利于排便。病情允许时可入厕排便。对手术病人,在手术前应有计划地训练其在床上使用便器。

4. 腹部环形按摩

按结肠解剖位置做环形按摩,可增加腹内压,刺激肠蠕动,促进排便。

5. 口服缓泻剂

遵医嘱给口服缓泻剂,如蓖麻油、植物油、液状石蜡、硫酸镁等。

6. 使用简易通便剂

指导病人或家属学会正确使用简易通便剂:①开塞露,是一种常用的通便剂,由 50% 甘油或小量山梨醇制成，装在密封塑料壳内，成人用量 20 mL，小儿用量 10 mL。用时剪去封端口，挤出少量液体润滑开口处，病人取左侧卧位，嘱其作排便动作，以放松肛门括约肌，再轻轻插入肛门，将药液全部挤出后退出，嘱病人忍耐 5 ～ 10 min 后再排便。②甘油栓：是用甘油和明胶制成的栓剂，适用于小儿及年老体弱的便秘病人，使用时手垫纱布或戴指套，捏住栓剂底部，嘱病人张口呼吸，轻轻插入肛门至直肠内，并用纱布轻轻按揉，嘱病人忍耐 5 ～ 10 min 后再排便。

如经上述措施处理无效，则需采用灌肠术。

7. 健康教育

（1）向病人讲解有关排便知识，养成定时排便的习惯。

（2）建立合理的食谱，多食蔬菜、小米、粗粮等富含膳食纤维的食物，多饮水，适当摄取油脂类食物。

（3）安排适当活动，如散步、体操、太极拳等。

（二）腹泻病人的护理

腹泻是指正常排便形态改变，肠蠕动增快，排便次数增多，粪便稀薄而不成形。

1. 心理护理

给病人耐心的解释和安慰，做好清洁护理，提高病人的自信心。

2. 卧床休息

以减少体力消耗，注意腹部保暖。对不能自理的病人应及时给予便器。

3. 饮食护理

鼓励病人多饮水，酌情给予低脂、少渣、流质或半流质饮食。腹泻严重时暂禁食。

4. 保护肛周皮肤

每次便后用软纸擦净肛门，再用温水清洗，肛门周围涂油膏，以保护局部皮肤。

5. 遵医嘱用药

如止泻剂、抗感染药物、口服补盐液或静脉输液以维持体液和电解质平衡。

6. 观察记录

观察粪便的次数和性质，及时记录，需要时留取标本送检。疑为传染病时，按肠道隔离原则护理。

7. 健康教育

（1）向病人解释引起腹泻的原因和防治措施。

（2）指导病人多饮水，饮食宜清淡并注意饮食卫生。

（3）指导病人观察排便情况，有异常时及时与医护人员联系。

（三）排便失禁病人的护理

排便失禁是指肛门括约肌不受意识控制而不自主地排便。

1. 心理护理

排便失禁的病人心情紧张而窘迫，常感到自卑和忧郁，期望得到理解和帮助。护理人员应尊重和理解病人，鼓励病人树立信心。

2. 保持室内空气清新

定时开窗通风换气，除去不良气味，使病人舒适。

3. 皮肤护理

床上铺橡胶单和中单或一次性尿布，及时更换污染的被单和衣裤，保持床铺清洁、干燥、平整；保护肛周皮肤清洁，必要时涂润滑油保护；注意病人骶尾部皮肤情况，定时翻身按摩，防止压疮的发生。

4. 观察病人排便反应

了解病人排便时间、规律，观察排便的表现，如病人因进食刺激肠蠕动而引起排便，则应在饭后及时给予便器；如病人排便无规律，则应酌情给病人使用便器，以试行排便，帮助病人重建排便的控制能力。

5. 健康教育

（1）向病人及家属解释排便失禁的原因及护理方法。

（2）指导病人及家属饮食卫生知识。

（3）教会病人进行肛门括约肌及盆底肌肉收缩锻炼的方法。

四、灌肠术

灌肠术是将一定量的溶液由肛门经直肠灌入结肠，以帮助病人清洁肠道、排便、排气或由肠道供给药物或营养，达到确定诊断和进行治疗目的的技术。

根据灌肠目的可分为保留灌肠和不保留灌肠。根据灌入的液体量又可将不保留灌肠分为大量不保留灌肠和小量不保留灌肠。如为了达到清洁肠道的目的，而反复使用大量不保留灌肠，则为清洁灌肠。

大量不保留灌肠术：

【目的】

（1）解除便秘和肠胀气。

（2）清洁肠道，为手术、检查或分娩作准备。

（3）稀释并清除肠道内有毒物质，减轻中毒。

（4）为高热病人降温。

【准备】

1. 护士准备

衣帽整洁，洗手、戴口罩。

2. 病人准备

使病人和家属清楚灌肠的目的，并能积极配合，学会深呼吸和取合适的卧位，嘱病人排空膀胱。

3. 用物准备

（1）治疗盘内备：灌肠筒一套（橡胶管和玻璃接管，全长 120 cm，筒内盛灌肠溶液）、肛管（24 ～ 26 号）、弯盘、血管钳、润滑剂、棉签、卫生纸、橡胶单及治疗巾、水温计。

（2）常用灌肠溶液：0.1% ～ 0.2 % 肥皂液、等渗盐水。成人每次用量为 500 ～ 1000 mL，小儿酌减。溶液温度以 39 ～ 41 ℃为宜，降温时用 28 ～ 32 ℃，中暑病人用 4 ℃等渗盐水。

（3）其他：便器及便器巾、输液架、屏风、绒毯。

4. 环境准备

酌情关闭门窗，保持合适的室温，照明充足，遮挡病人。

【注意事项】

（1）消化道出血、妊娠、急腹症、严重心血管疾病等病人禁止灌肠。

（2）肝性脑病病人，禁用肥皂水灌肠；伤寒病人，溶液量不得超过 500 mL，压力要低（即液面不得高于肛门 30 cm）；充血性心力衰竭和水钠潴留的病人禁用等渗盐水溶液灌肠。

（3）准确掌握灌肠溶液的温度、浓度、流速、压力和溶液的量。

（4）灌肠时病人如有腹胀或便意时，应嘱病人做深呼吸以减轻不适。

附：特殊病人的灌肠要求

（1）心力衰竭病人：主要的处理措施之一是控制体内细胞外液的容量，以控制钠盐的摄入，减轻体液潴留，降低心脏前负荷而缓解心衰，因此禁用等渗盐水灌肠。

（2）肝性脑病病人:主要的处理措施之一是减少肠内有毒物质,以保持排便通畅。通过导泻或灌肠清除肠内含氮物质而减轻肝性脑病。肠内 pH 保持在 5 ~ 6 偏酸环境,则血中氨逸出肠黏膜而进入肠腔,最后形成铵盐排出体外。如用碱性溶液灌肠时,肠内 pH 呈碱性,则肠腔内铵盐（NH_4^+）可形成氨（NH_3）而进入脑中,加重肝性脑病,因此禁用肥皂水灌肠。

（3）伤寒病人:伤寒的病理损害其中以回肠末端的淋巴组织最为显著,伤寒病人主要的并发症是肠出血、肠穿孔。当伤寒病人出现便秘时,可先用等渗盐水低压灌肠。无效时改用 50% 的甘油或液状石蜡 100 mL 灌肠。禁用泻药或高压灌肠,以免引起肠道并发症发生,因此为伤寒病人灌肠时溶液量要少、压力要低。

03 | 排气护理

由于食人产气性食物过多、小肠吸气或排气能力异常、肠道梗阻或肠道手术等原因,使肠道内积聚过量气体而不能排出时,病人可出现腹部膨隆、腹胀、痉挛性疼痛、呃逆等,甚至在压迫膈肌和胸腔时,可出现气急和呼吸困难。因此,护理人员对病人排气活动的观察,可为临床诊断、治疗和制订相应的护理计划提供动态的依据。

一、肠胀气病人的护理

肠胀气是指胃肠道内有过多的气体积聚,不能排出。

（1）心理护理。耐心向病人解释肠胀气的原因、治疗及护理措施,缓解病人紧张情绪。

（2）适当活动。卧床病人可经常更换卧位,病情许可则鼓励并协助病人下床散步。

（3）必要时遵医嘱给予药物治疗或行肛管排气。

（4）健康教育。如肠胀气与饮食有关,应为病人制定营养合理、易消化的饮食,少食或勿食豆类、糖类等产气食品,嘱病人少饮碳酸饮料,进食速度不宜过快。指导病人腹部热敷或按摩。

二、肛管排气法

肛管排气法是将肛管经肛门插入直肠，以排除肠内积气的方法。

【目的】

帮助病人排出肠腔积气，减轻腹胀。

【准备】

1. 护士准备

衣帽整洁，洗手，戴口罩。

2. 病人准备

使病人和家属清楚肛管排气的注意事项，取合适卧位。

3. 用物准备

治疗盘内备有肛管（26号）、玻璃接管、橡胶管、玻璃瓶（内盛水3/4满）、瓶口系带、润滑剂、棉签、胶布（1 cm×15 cm）、橡皮圈及别针、卫生纸、弯盘，另备屏风。

4. 环境准备

酌情关闭门窗，保持合适的室温，照明充足，遮挡病人。

【操作步骤】

操作步骤及说明见表7-3。

表7-3　肛管排气法

操作步骤	操作说明
核对解释	备齐用物携至床旁，核对病人床号、姓名，并向病人及家属解释目的和需配合事项，以取得合作
安置卧位	协助病人取左侧卧位或仰卧位
系瓶连管	将瓶系在床边，戴手套，橡胶管一端插入瓶内液面以下，另一端与肛管相接
插管固定	1. 润滑肛管前端，嘱病人张口呼吸，左手分开臀部，将肛管轻轻插入直肠15～18 cm，用胶布固定肛管于臀部； 2. 橡胶管留出一定的长度，用别针固定于床单上
观察处理	观察排气情况，如瓶中见气泡逸出，说明有气体排出；如瓶中气泡很少或无，则说明排气不畅，应帮助病人更换卧位或按摩腹部
拔出肛管	拔出肛管，擦净肛门
整理记录	1. 整理床单位，清理用物，协助病人取舒适卧位； 2. 洗手、观察病人反应并记录

【注意事项】

（1）注意遮挡，保护病人的隐私，维护病人自尊。

（2）肛管保留时间不超过 20 min，否则会减弱肛门括约肌反应，甚至导致肛门括约肌永久性松弛，必要时可间隔 2～3 h 后重新插管排气。

附：两种替代清洁灌肠法的溶液

1. 口服甘露醇溶液

（1）原理：利用甘露醇为高渗溶液在肠道内不被吸收的特点，使肠腔的水分增加，从而软化粪便，增加肠内容物的容积，刺激肠蠕动，可加速排便达到清洁灌肠的目的。此法简单、效果理想。

（2）适应证：直肠、结肠检查和手术前肠道准备。

（3）方法：病人术前三天给予流质饮食，术前一天下午 2 时开始口服甘露醇溶液（配制：用 20% 甘露醇溶液 500 mL+5% 葡萄糖溶液 1 000 mL 混匀即可）1 500 mL 于 2 h 内服完；一般服后 15～30 min 即反复自行排便，1～3 h 内排便 2～5 次。

（4）注意事项：护士需观察病人的一般情况，服药速度不宜过快，避免引起呕吐，注意排便次数及粪便性质，如排便呈液状、清晰、无粪块，说明已达到肠道清洁的目的。

2. 番泻叶泡茶

常用于外科手术及特殊检查前的肠道准备，也用于治疗便秘。即术前 2～3 日每晚用番泻叶 9 g，加 100～200 mL 开水冲泡后代茶饮服，服药后 4～10 h 开始排便，可替代清洁灌肠。

第八章
护理健康教育的基本概念

01 | 现代健康的内涵

现代医学的目的是维护和促进人类的健康。什么是健康？这是学习护理健康教育学必须首先明确的问题。长久以来，由于人们所处时代、环境和条件的不同，对健康的认识也自然不同。随着人类文明的进展，人们对健康与疾病的认识逐步深化，形成了整体的、现代的健康观。

一、健康的概念

受传统观念和世俗文化的影响，长期以来传统的健康观认为"无病即健康"，把有无疾病视为健康的判断标准，机械地把健康和疾病看成单因果关系。这些观点无疑是不全面的、不确切的。世界卫生组织（WHO）在 1948 年对健康概念提出了全新的定义："健康是身体、心理和社会适应的完好状态，而不仅是没有疾病和虚弱。"根据 WHO 三维定义，人的健康应该包含三层含义：

（1）身体健康，即生理状态良好，人体各器官、系统的功能正常，没有疾病和躯体残缺、精力充沛。

（2）心理健康，表现为三个方面的良好状态。①良好的个性:情绪稳定，性格温和，意志坚强，感情丰富，胸怀坦荡，豁达乐观;②良好的处事能力:客观、现实地观察问题，具有良好的自控能力，能适应复杂的环境变化;③良好的人际关系:助人为乐，与人为善，有好人缘，保持心情愉快。

（3）社会健康，即对周围环境社会生活各方面都能很好地适应，自己的思想、情感和行为能与社会环境的要求保持一致，能适应社会生活的各种变化，具有健康的责任感。

这一定义具有三个特征:①突破了"无病即健康"的狭隘的、消极的、低层次的健康观，对健康本质的认识指明了积极的方向;②对健康解释的多层面性，从单纯的"生物人"扩大到"社会人"的范围，把人的社会交往与人际关系和健康联系起来，同时也强调了社会、政治和经济对健康的影响;③强调了人与环境的和谐相处，要求人们主动协调机体与环境的关系，保持人的健康与社会环境和物质环境的高度统一。

1978 年，WHO 在国际初级卫生保健大会上发表《阿拉木图宣言》，重申了健康的三维定义，并进一步指出："健康是基本人权。达到尽可能的健康水平，是世界范围内一项重要的社会性目标。"1986 年，WHO 在第一届国际健康促进大会发表的《渥太华宪章》中重申："应将健康看作日常生活的资源，而不是生活的目标。健康是一个积极的概念，它不仅是个人身体素质的体现，也是社会和个人的资源。""为达到身心健康和较好地适应社会的完美状态，每一个人都必须有能力去认识和实现这些愿望，努力满足需求和改善环境。"由此可见，健康是人类的一项基本需求和权利，也是社会进步的重要标志和潜在动力。作为一项基本人权，所有的人都应该获得最基本的健康资源，包括健康的信息、适当的经济资源、食物和住所、稳定的生态系统和可持续性资源的应用。维护和促进健康不仅是卫生部门和医护人员的事，而是政府和全社会的共同责任。一个具有健康素质的人，不仅是自身在客观上拥有健康，而且应该懂得基本的健康知识，具有追求健康的信念和安全意识，具备健康的生活方式，同时对他人和社会应承担健康责任。帮助人们获得基本健康知识和采纳健康的生活方式，从而促进和保持健康，是每一个护理健康教育工作者义不容辞的职责。

二、影响健康的因素

健康是许多因素相互制约、相互作用的结果。一个人的机体机能及其生活、工作环境处于相对稳定的平衡状态，这种平衡一旦被破坏，就会影响人的健康。根据健康的整体观念，影响健康的因素可以归结为多种因素，我们将其大致分为五类：生物学因素、环境因素、卫生服务因素、心理因素、行为与生活方式因素。

（一）生物学因素

1. 生物性致病因素

从古代到 20 世纪初，人类死亡的主要原因是病原微生物引起的传染病和感染性疾病，这种由致病微生物导致的疾病称为生物性致病因素。病原微生物包括细菌、病毒、寄生虫、原虫、螺旋体等，是威胁人体健康的重要因素。尽管一些重大传染病如天花、脊髓灰质炎等已经被消灭或控制，但艾滋病、"非典"等一些新的传染病不断出现，结核病、血吸虫病等老的传染病对人类的威胁依然严重。

2. 生物遗传因素

每个人都从上代承袭健康或疾病等遗传基因，某些内在的遗传或非遗传的内在缺陷、变异、老化可导致人体发育畸形、代谢障碍、内分泌失调和免疫功能异常等，此类生物学因素称为生物遗传因素。据调查，目前全国出生缺陷总发生率为 13.7%，其中严重智力低下有 200 万人。我国《婚姻法》明确规定不允许近亲结婚，是由于遗传缺陷可导致近亲结婚者后代的先天遗传性疾病发生率远远大于非近亲结婚。

3. 个体生物学特征

个体生物学特征包括性别、年龄、形态、健康状况等。不同的人处于相同的疾病流行环境，可能有的人会因感染而发病，有的人会成为病原携带者，而有人仍保持着健康。个体生物学特征受遗传因素影响，也与后天环境和社会行为习惯有关。

（二）环境因素

人生活在自然与社会环境之中，所有人类健康问题都与环境有关。当今世界面临三大社会问题：污染、人口和贫困，每一个问题都严重威胁着人类的健康。

1. 自然环境

在边远的农村地区，自然环境恶劣、营养匮乏、卫生条件差导致传染病、寄生虫病和地方病的流行。在经济较发达的地区、乡镇企业和第三产业的迅速发展，带来对环境的污染，同样影响着人们的健康。

2. 社会环境

宏观社会环境涉及政治制度、经济水平、文化教育、人口状况、科技发展等诸多因素，良好的社会环境是人民健康的根本保证。开展爱国卫生运动，创建国家卫生城市和卫生城镇，在农村大力推行改水改厕，就是致力于为城乡居民创造一个优美、文明、健康、清洁的生活环境。健康与社会发展的双向促进作用已越来越多地为实践所证实。

在每个人周围，由于人与人之间的关系所形成的心理环境是影响个人健康的微观社会环境。例如，家庭和睦，有利于孩子幸福地成长，而经常吵闹的家庭或离异的单亲家庭，往往会给孩子的身心发育带来不良影响。

（三）卫生服务因素

卫生服务是卫生医疗机构和专业人员为了达到防治疾病、促进健康的目的，运用卫生资源和医疗保健手段向个人、群体和社会提供必要服务的过程。

卫生服务因素对人类健康的影响体现在提供和利用两个方面。一方面，卫生服务提供的范围、内容与质量直接关系到人的生、老、病、死及由此产生的一系列健康问题，也是反映社会公平性的一个十分重要的标志。另一方面，有了很好的卫生服务条件，还要会很好地去利用。护理健康教育工作的一项重要内容是指导人们建立起正确的健康消费观，合理利用医疗保健服务。

（四）心理因素

心理因素对健康的影响包括两个方面：

1. 健康观念

健康观念指个人对卫生保健和健康的总体看法，它决定一个人与健康相关的价值趋向，还影响着人的生活方式，对个人的健康起制约作用。一个对健康持无所谓态度的人，明知会损害健康的事也会毫无顾忌地去做；树立了以预防为主的人，才会有进行健康投资的主观意识和行动。

2. 心理状态

指心理活动在某一时期的表现，包括认识状态、情感状态、意志状态等。心理状态不但反映心理健康水平，而且还直接或间接地影响其他方面的健康。例如，经常处于愤怒、冲动情绪状态，不仅损害个人心理健康，而且会影响社会关系，还会导致原发性高血压、消化道溃疡等。

（五）行为与生活方式因素

几乎所有的健康相关因素及其影响人体健康的过程都与行为有关。例如，避免近亲结婚可以减少疾病遗传基因的危害，加强环境保护可以减少环境污染对人体健康的影响；积极接受计划免疫可以保护儿童预防麻疹、结核、百日咳等多种常见传染病。

生活方式是指在一定环境条件下所形成的生活意识和生活行为习惯的总和，是建立在文化继承、社会关系、个性特征等综合因素基础上的稳定的行为方式。在现代社会，行为与生活方式因素是影响健康的最主要的因素。国内外大量研究表明，吸烟、酗酒、缺乏锻炼、不良饮食习惯等不良行为和生活方式是致使人群中高血压、冠心病、糖尿病、癌症等"现代生活方式病"的患病率和死亡率不断增高的主因。因此，健康主要取决于自己，生命掌握在每个人自己的手中。

现代科学技术和医学的发展，提示人体的整体性以及人体与自然环境和社会环境的统一。人在与环境的相互协调过程中往往处于主动地位，而自身行为和生活方式对健康和社会更具有举足轻重的作用。这是认识健康、探索健康的基础，是对健康与疾病、人类与健康多因多果关系的健康观念的更新。

三、健康危险因素

慢性病病因学研究发现，许多因素与慢性非传染性疾病的发生和发展有一定程度的因果联系，这种因果联系表现出具有统计学规律。如吸烟者不一定都患肺癌，但吸烟人群中患肺癌者比不吸烟人群明显增加，而且具有统计学意义。简言之，危害个人或群体的健康，致使疾病或死亡发生的可能性增加的因素，称为健康危险因素（health-risky factors）。例如，高钠盐饮食、紧张刺激、吸烟、酗酒、缺乏锻炼、遗传、肥胖等是已确认的原发性高血压的危险因素。在现代社会，不良行为和生活方式是威胁人类健康最大的危险因素。健康危险因素的作用特点如下：

（一）潜伏期长

健康危险因素长期反复地作用于机体才引起发病，且潜伏期难以确定。例如，吸烟是导致肺癌的一个确定的危险因素，其吸烟史可达数年或几十年。这一作用特点使疾病与危险因素的关系难以确定，增加了疾病防治的困难。同时，由于暴露在危险因素后很长时间才发病，这就为阻断危险因素、预防疾病提供了时间。

（二）特异性弱

危险因素与疾病之间的联系缺乏特异性。可能一种危险因素与多种疾病有关，也可能一种慢性病的发生、发展与多种危险因素有关，甚至多种危险因素共同作用可以导致多种疾病的发生，即所谓多因多果。

（三）联合作用强

多种危险因素的共同作用可提高其致病力。如职业人群在吸烟的同时接触石棉和其他有害粉尘，其肺癌的发病率明显高于单纯吸烟人群。

（四）个体差异大

由于个体存在着遗传、个性、环境等多种方面的差异，不同的人暴露于同种危险因素的结果会有所不同。例如，同是长期大量吸烟者，但其健康状况和发病情况会有很大的差异，有人可能会导致慢性阻塞性肺病，有人则表现为肺癌。

（五）广泛存在

大量危险因素广泛地存在于日常生活中，特别是社会心理和行为危险因素往往是潜在的、不明显的。由于是普遍存在，往往导致人们对其失去警觉。另外，不良行为和生活方式一旦形成，改变起来是很困难的，必须通过广泛持久的健康教育才能奏效。

进入 21 世纪，人类已进入自我保健的时代。已有的卫生服务和技术需要人们采取行动去有效合理地加以利用；通过改善行为和生活方式可以预防控制大多数慢性非传染性疾病；许多传染性疾病如结核病、艾滋病、人禽流感，意外伤害及职业危害的预防与控制也与人们的行为和生活方式密切相关。国内外大量实践均证明：控制危险因素可以预防疾病，使心脑血管疾病、糖尿病等慢性病的患病率和病死率降低，而健康教育是控制危险因素，特别是行为危险因素必不可少的干预对策。

四、护士的角色作用

（一）健康与疾病的关系

健康与疾病是人类生命活动的两种重要形式，但健康与疾病之间并没有明确的分界线，而是一个动态的线性过程。人类渴求健康，但又不可能不患病。一个外表健康的人并不意味着真正的健康。1984 年，WHO 将疾病与健康的关系表述为：生活自理能力的丧失是健康丧失的终点。表明从健康到疾病是一个从量变到质变的过程。健康与疾病同在一个连续线上，极佳的健康在连续线的一端，而生命的终止或死亡在连续线的另一端。大多数人的健康状况处于连续线的中间状态。这种中间状态称为"亚健康"或"亚临床"状态。

因此，医学不能仅仅被动地救死扶伤，也不能单纯地防止疾病的发生，医学应该帮助人们维护和促进健康，即激发人们维护和促进健康的愿望，帮助人们掌握增进健康的知识和技能，通过三级预防，远离健康—疾病连续线的死亡端，消除亚健康状态，从而获得和保持身心健康。这一任务当然地落在了健康教育工作者的身上。

（二）护士在生命线性过程中的职责

在人类健康与疾病过程中，护士始终担任着重要的角色，即生命的保护者和健康的促进者。由于多数人是处在健康与疾病线性过程的中间阶段，这种状态将伴随生命的大部分过程，护士在这一生命线性过程中也将担任着重要的角色。

1. 健康良好的亚健康

在这样的情况下，护士的主要工作是通过健康教育提高人们的生活质量和健康水平，克服潜在的健康障碍。例如，通过调整饮食结构减少心脑血管疾病及代谢疾病的发生。

2. 正常健康的健康不佳（患病）

这一过程一方面要通过医疗和护理以及康复等手段，克服生理疾病；另一方面则要通过健康教育促进身心健康。例如，糖尿病病人的康复不仅要采取必要的医疗护理措施，还必须通过健康教育使病人了解糖尿病知识并采纳饮食控制等行为。

3. 健康不佳（患病）的健康危险（危重）

急危重症病人欲脱离危险也必须采用健康教育手段配合临床医疗抢救与护理。例如，对于心脑血管疾病病人，必须告诉他们如何应付急性发作的自我护理对策，许多病人正是由于不了解这些方法而惊慌失措，导致更严重的后果。

4. 健康危险（危重）→疾病晚期

对于疾病晚期或将近死亡的病人，虽然临床上已无抢救成功的希望，护士仍不应放弃健康教育工作。一方面，要采取各种护理措施，减轻病人痛苦；另一方面，要对病人及其亲属通过死亡教育等临终关怀手段使之正确认识生命过程，安然对待生命结束，体现出护理工作对待生命的整体性。

02 健康教育与健康促进

一、健康教育

健康教育的历史大约与人类本身的文明史一样长久。中国是人类文明的发祥地之一，传播医药卫生、养生保健信息的活动可以追溯久远。现代健康教育形成于20世纪初，其最初的形式是欧美国家在中小学学校开设卫生教育课程。经过一个世纪的发展，健康教育已成为卫生保健事业的组成部分，并已延伸到学校健康教育、医院健康教育、社区健康教育、工矿企业健康教育、特定疾病和特定人群健康教育等多个领域。

健康教育是有计划、有组织、有系统的社会和教育活动，通过信息传播和行为干预，帮助个人和群体掌握卫生保健知识，树立健康观念，自愿采纳有益于健康的行为和生活方式的教育活动与过程。其目的是消除或降低影响健康的危险因素，预防疾病，促进健康和提高生活质量。

由此可见，健康教育的实质是一种干预，它提供人们改变行为所必需的知识、技术和服务，使人们在面临生长发育、疾病预防、亚健康状态、治疗、康复等各个层面的健康问题时，有能力做出行为的抉择。因此，健康教育是架起卫生知识和行为之间沟壑的桥梁。

（一）健康教育的基本特征

1. 健康教育的含义

指有计划、有组织、有系统、有评价的传播与教育活动，对健康教育的对象通过需求评估，提出科学的健康教育计划，制定教育目标确定相应的策略与方法，对实施的健康教育活动进行科学的评价。

2. 健康教育的核心

即帮助人们树立健康意识，建立健康行为和生活方式。健康教育追求"知—信—行"的统一，知识是基础，信念是动力，行为是目标。

3. 健康教育的基本策略

即信息传播、行为干预和社区组织。正确的信息是行为转变的基础，行为干预是实现健康教育目标的手段，而只有把人们组织起来，才能发挥群体教育的作用。健康教育应该提供必需的知识、技能和服务，帮助个体、群体和社区实现行为的转变。

（二）健康教育与卫生宣传

有不少人把健康教育与卫生宣传等同起来，实际上卫生宣传与健康教育是不同的，两者不能等同起来。

卫生宣传是指卫生知识的单向传播，知识传播的对象没有针对性，卫生宣传侧重于人们知识的积累，不注重反馈和效果，尽管卫生宣传也期望人们的行为有所改变。但实践表明，仅有卫生宣传难以达到改变行为的目的，卫生宣传是健康教育的重要手段。

目前，在我国各级各类医院，社会性宣传教育仍是重要的工作内容。社会性宣传教育是指医院充分利用大众传播媒介和各种宣传教育手段，广泛开展社会性宣传教育活动。其主要形式有，在院内设置卫生宣传栏、橱窗等固定健康教育设施；利用重大卫生宣传日，如5月31日世界无烟日、6月6日爱眼日、计划免疫宣传周等，开展街头卫生宣传与健康咨询；与新闻媒体合作，为当地报纸、刊物、电视台、广播电台提供卫生科普稿件，开辟专家咨询、空中门诊、卫生知识讲座等专题栏目；开辟24小时热线电话，为群众提供电话咨询；利用"三下乡"、卫生科普进社区等时机，结合义诊为群众提供咨询、发放健康教育材料。

二、健康促进

（一）健康促进的概念

由于行为的改变是长期的、复杂的过程，同时行为与生活方式也受到社会习俗、文化背景、经济条件、卫生服务等方面的影响，许多不良行为并非完全是个人的责任，也不完全凭个人愿望就能够解决，要改变行为还必须依赖于有益健康的政策、环境、卫生服务等其他相关因素，可见健康教育涉及社会诸多层面，渗透于整个卫生工作的各个领域，健康教育目标的实现必须有社会、政策、组织、经济等多方面的支持和保证。因此，健康促进（health promotion）的概念应运而生。

"健康促进"是20世纪70年代提出的一个公共卫生概念。之后，国际领域的健康促进活动发展迅速，对健康促进的内涵的认识也不断发展。第一届国际健康促进大会于1986年在加拿大渥太华召开，大会发表的《渥太华宪章》指出："健康促进是促使人们提高、维护和改善他们自身健康的过程"，为健康促进提出了一个宏观的概念性定义。美国健康教育学家劳伦斯·格林博士（Lawrence W. Green）指出，健康促进是包括健康教育及能促使行为和环境有益于健康的相关政策、法规、组织的综合。这一定义使我们对健康促进的要素有了较为清晰的理解。我国学者从实际出发提出一个可操作性的定义是，健康促进是以健康教育、组织、法律、政策和经济等为综合手段干预对健康有害的行为和生活方式，创造良好的社会和生态环境。

从上述定义可见，健康促进比健康教育意义更为广泛。健康促进的基本特征是：

（1）健康促进是健康与环境的整合健康促进作用于影响健康的各种因素，包括环境、社会行为、生物遗传、卫生服务等，健康促进是在组织、政策、经济、法律等方面为健康教育提供支持性环境。

（2）健康促进涉及人群健康和生活的各个层面。它是以健康为中心的社会干预，强调个体和群体有组织地参与。

（3）在疾病的三级预防中，健康促进强调一级预防甚至更早阶段。避免暴露于各种行为、心理、社会环境的危险因素中，全面增进健康素质，促进健康。

（4）健康促进工作主体不仅是卫生部门。健康促进强调政府应主责，强调多部门合作，共同对人民群众的健康承担责任。

（5）健康促进的核心策略是社会动员（social mobilization）。这是一种广泛激发各种社会力量的参与，形成互相联系、互相补充的努力，以有效推进变化，实现既定目标的运动。

（二）健康促进的活动领域

根据《渥太华宣言》，健康促进包括以下 5 个活动领域：

1. 制定健康的公共卫生政策

要求各级政府和组织的决策者把健康问题提到议事日程，制定促进健康的各项政策、法规、规定等。

2. 创造支持的环境

人类生存与环境密不可分，健康促进必须创造一个安全、舒适、满意和有利于健康的生活、工作环境。

3. 加强社区行动

健康促进强调发动社会力量，挖掘社区资源，动员群众参与，通过社区行动来解决健康问题。

4. 发展个人技能

通过健康教育，提高自我保健技能，使群众更有效地维护自身健康和生存环境，并做出有利于健康的选择。

5. 调整卫生服务方向

根据社区和群众的需求，不断扩大卫生服务的范围，调整卫生服务的方向，支持个人和社区获得更加健康的生活。

从 1986 年起，国际上已先后召开六次全球健康促进大会。《渥太华宣言》中提出的健康促进五大活动领域一直是健康促进的核心内容，在实践中健康促进活动越来越体现了超越疾病与健康问题、超越卫生领域的特点，成为健康—环境—社会协调发展的重要组成部分。2000 年 6 月，第五届全球健康促进大会签署了《墨西哥健康促进部长宣言》，将健康作为一项重要的社会资源，进一步确认了政府在健康教育与健康促进中的责任。进入 21 世纪，WHO 在《世界卫生组织西太区健康促进框架（2002～2005 年）》中明确提出，在卫生保健系统里，健康促进是促进健康、健康保护、疾病预防、治疗乃至康复等整个医学领域中不可分割的组成部分；西太区综合性战略所面对的首要挑战是确立健康促进在卫生保健系统内的优先地位。

（三）卫生宣传、健康教育与健康促进的关系

（1）健康教育通过知识、信念的改善来改变行为，健康促进强调行为改变所需要的政策支持、环境支持。

（2）健康教育注重主观参与，而健康促进融主观参与与客观支持于一体。

（3）健康教育是健康促进的组成要素，没有健康教育，健康促进便失去了基础；健康促进为健康教育提供了强有力的社会支持，健康教育必须向健康促进发展，否则行为改变的效果将受到影响或难以持久。

我国的健康教育事业经历了卫生宣传、健康教育、健康促进三个阶段。从新中国成立到 20 世纪 80 年代初期，处于卫生宣传教育阶段；80 年代中期，由卫生宣传发展成为健康教育；20 世纪 90 年代中期以来，进入了健康教育与健康促进发展阶段。由于多种因素的影响，目前在我国各地存在着卫生宣传、健康教育、健康促进三种工作模式并存的状况。

03 医院健康教育

一、基本概念

医院健康教育的这一概念形成于 20 世纪 50 年代，是由美国医疗保险机构最早提出的，其初衷是减少长期慢性疾病病人的医疗费用。至 20 世纪 60 年代，经过一系列的学术讨论，人们认识到，医院是指导病人建立积极的健康习惯的最好场所，结合医院的医疗保健中心任务，向病人及其家属和广大社区群众开展健康教育，是提高人民群众健康意识和自我保健能力、防治疾病、提高医疗质量的重要措施。因此，逐渐将病人健康教育作为医院内实施健康教育的一种形式和整体护理的组成部分，纳入现代护理的操作规程。

"医院健康教育"泛指各级各类医疗卫生机构和人员在临床实践的过程中伴随医疗保健活动而实施的健康教育。狭义地讲，医院健康教育又称"临床健康教育"或"病人健康教育"，是以病人为中心，针对到医院接受医疗保健服务的病人及其家属所实施的有目的、有计划、有系统的健康教育活动，其教育目标是针对病人个人的健康状况和疾病特点，通过健康教育实现对疾病的控制，促进身心康复，提高生活质量。

随着社会经济的发展和人民群众对医疗保健需求的不断增长，医院的结构和服务功能在不断扩大，为加强医院的预防保健职能，临床医疗服务与社区卫生保健相结合，成为医院发展的必然趋势，医院健康教育的内涵也在不断丰富，不断由狭义向广义扩展。广义的医院健康教育，是指以健康为中心，以医疗保健机构为基础，为改善病人及其家属、社区成员和医院职工的健康相关行为所进行的有组织、有计划、有目的的教育活动。这一广义的概念代表了国内外医院健康教育的发展趋势。

理念的发展促进医院健康教育的对象、范围与内容得以极大的扩展。在场所上，由院内扩展到院外和社区；在对象上，由病人扩展到社区人群和医院职工；在内容上，由三级预防扩展到从"生"到"死"的生命全过程，由医学知识传播扩展到心理—社会影响因素和行为的干预。总之，医院健康教育通过医护人员与病人、病人家属和社区群众共同采取行动，增强人们的自我保健能力，促进和维护个体、群体和社区群众的健康。

二、发展过程

作为健康教育事业的重要组成部分，我国医院健康教育的发展经历了一个由卫生宣传到健康教育、健康促进逐步发展的历程。20 世纪 50～70 年代，医院开展的活动一般多为卫生知识的宣传。从 80 年代中期起，我国医院健康教育逐步走上规范化轨道。我国各地医院将健康教育引入临床治疗护理机制，不仅提高了临床治疗护理的效果，而且为临床科研开辟了新的领域。1992 年起，全国爱国卫生运动委员会将医院健康教育纳入国家卫生城市考核标准，以政府行为和行政干预来推动医院健康教育的发展。20 世纪 90 年代中期以来，各地医院积极开展创建爱婴医院（baby friendly hospital）活动，积极探索整体护理模式中的病人教育模式，大力发展社区卫生服务，这些活动都促使医院健康教育与健康促进不断在实践中得到发展。1997 年中国健康教育协会医院健康教育学术委员会在海口市宣告成立，标志着我国医院健康教育与健康促进的全国协作网络的形成。同年，病人健康教育被列入国家级继续护理学教育项目，一些大、中专院校开始在实施护理教学改革中，将健康教育纳入护理教育计划，一些医院相继成立了健康教育科。1998 年，第一届医院健康教育研讨暨现场交流会在长沙市中南大学湘雅医院召开。1998 年 10 月，中华护理学会和中国中医药出版社联合发起"健康世纪行"千家医院百日竞赛活动，以评比竞赛的形式促进医院广泛开展健康教育活动。2001 年以来，天津、北京、深圳等城市积极开展创建健康促进医院活动，将医院健康教育与健康促进不断引向深化。

2005 年，卫生部制定下发了《全国健康教育与健康促进工作规划纲要·（2005～2010 年）》（简称《规划纲要》），对开展医院健康教育与健康促进提出了明确要求。《规划纲要》提出：依照《中华人民共和国执业医师法》等有关法律法规，结合整体护理等工作，各级各类医疗保健机构及其卫生技术人员向病人及其亲属提供面对面等多种形式的健康教育服务。到 2010 年，病人及家属相关疾病自我保健知识知晓率将达到 80%。《规划纲要》还提出将健康教育与健康促进纳入卫生技术人员医学继续教育内容，要积极开展健康促进医院创建活动，为我国新时期医院健康教育与健康促进的发展指明了方向。

三、教育对象与形式

从教育场所分类角度，医院开展健康教育的基本形式包括院内教育和院外教育两部分，院内教育分为门诊健康教育和住院健康教育，院外教育包括社区健康教育和社会性宣传教育活动。

从教育对象分类的角度，医院健康教育的对象包括：病人及其家属、健康群体和医护人员三大类，每类人群都有相应的适用健康教育形式。

（一）病人及其家属

病人健康教育是医院健康教育的最重要目标人群。病人教育对象存在着较多的个体差异。他们面临的疾病或健康问题不同，每个人所处的心理状态和社会环境亦不同，为满足不同的健康需求，必须强调由医护人员结合医疗护理过程，为病人提供连续、系统、个体化的健康教育服务。

由于大多数病人在病情较重时或疾病发展的晚期，他们的生活起居、日常护理需要家人或陪护人的料理；他们在疾病的治疗、康复过程中，需要在家人或陪护人的帮助下调整生活方式，进行功能训练并逐渐实现心理康复和社会康复；家庭成员对病人的亲情和关怀更是病人树立战胜疾病的信心、与疾病进行斗争的强大心理支持力量。因此，在实施护理健康教育时，需将病人和他们的家属同时列为教育对象。

（二）健康群体

医院健康教育的群体教育对象可分为两大类，一类是到医院接受服务的健康人，例如，接受常规健康体检的人员、定期来医院接受产前检查的孕妇、接受预防接种的儿童及其家长等；另一类是社区中的重点保健人群，如婴幼儿、育龄妇女、老年人和残疾人。

对健康群体的健康教育形式依场所不同而不同：

（1）在院内，结合医院预防保健各项服务，将群体健康教育工作与门诊教育有机结合。

（2）在院外，开展社区健康教育。社区健康教育是社区卫生服务的组成部分，是医院健康教育由病人向健康人群的扩展、由院内教育向院外教育的延伸。

（三）医护人员

医护人员是实施健康教育的主体，同时也是健康教育的接受者。一方面，目前我国医护人员的自身健康状况不容乐观。由于临床医疗护理工作的特殊性，医学科学发展迅速，知识更新容量大，竞争激烈，风险性强，导致医护人员长期超负荷工作，缺乏规律的体育锻炼，心理压力大，特别是我国男性医护人员中吸烟率高达50%以上，忽视对自身健康的保护，使身心健康受到一定的影响。因此，应通过医护人员的健康教育，不断提高自身的保健意识和能力，采纳健康行为，促进自身健康。另一方面，病人健康教育是一个新的临床工作领域，大多数临床医护人员没有接受过系统的健康教育理论和技能培训，缺乏开展健康教育的实际经验，他们需要通过健康教育培训来提高自身的健康教育工作能力。

针对医务人员，健康教育的主要形式包括：

1. 对专兼职健康教育人员进行业务培训

通过系统的脱产学习、半脱产学习或专题培训，系统学习健康教育与健康促进基本理论与方法，提高健康教育与健康促进理论水平与业务技术能力。

2. 对全体医护人员的岗前和在职健康教育培训

以业务学习、专家讲课、发放培训材料等形式，学习健康教育与健康促进基本知识与方法，提高医护人员对病人进行健康教育重要性的认识，提高开展病人健康教育的能力。

3. 对医务人员开展以倡导健康生活方式为主题的健康教育与健康促进活动

针对医护人员中普遍存在的健康问题，如男性医护人员高吸烟率、紧张压力、缺乏锻炼、缺乏对意外操作性创伤的防护意识和技能等，有组织、有计划地实施干预活动，促使医护人员提高自我保护意识和能力，建立健康的工作方式和生活方式，促进自身的身心健康。

四、医院健康促进

（一）提出与发展

在历史上，医院服务主要与个体疾病的治疗有关，因此，医院被传统地视为治病救人的场所。20世纪50年代以来，随着医学模式的转变，"以健康为中心"医学新观念的建立，促使现代医疗服务模式发生深刻的变化，医院健康教育与健康促进是这一变革中的焦点。

医院健康促进是健康教育和能促使病人或群体的行为与生活方式改变的组织、政策、法规及经济手段等社会支持各项策略的综合体。医院健康促进是医院健康教育的发展和深化，医院健康促进旨在促进医院结构及功能实现由疾病为中心向以健康为中心的转变；通过与病人、病人家属和社区共同采取行动，增强人们的自我保健能力，促进和维护健康。

早在1979年美国医学会就提出医院应开展健康促进活动。但直到20世纪90年代，在国际范围内，才进入了医院健康促进的实质性发展的时代。1991年，WHO发表了《布达佩斯宣言》，这是关于健康促进医院的第一个政策性文件。该《宣言》明确提出了健康促进医院（health promoting hospital）的概念，并指出，医院是人类环境，是组成人类生活的一部分，在当代社会，医院的职能应该改变。健康促进医院不仅要提供高质量的综合性医疗服务，而且要建立以健康促进为目标的集体认同感，建立起医院全体人员和病人都能积极参与的促进健康的组织结构和组织文化，医院本身还要发展成为促进健康的物质环境并能与其所在的社区积极合作。

在WHO的组织协调下，欧洲、澳洲等许多国家实施了创建国家健康促进医院项目。澳大利亚政府自1991年起启动国家健康促进医院项目。1993年，11个欧洲国家的20家不同类型、不同规模和所有权的医院参加了为期5年的欧洲健康促进试点医院项目。21世纪以来，国际上创建健康促进医院活动发展迅速，成为医院建设与发展的主流方向。

（二）主要工作内容

健康促进医院的工作内容分为5类：

1. 针对病人及其家属

开展健康教育与健康咨询，发展医护人员与病人及其家庭的合作关系，以更好地防治疾病。

2. 针对医院职工

开展预防接种、妇女健康检查、提供营养工作餐、健身运动等活动。

3. 优化医院组织结构

把医院作为一个整体组织，将职业卫生与安全计划、传染病控制计划、实施与保持无烟医院政策等作为医院全面质量管理的组成部分。

4. 优化物质环境

减少医用和日常废弃物数量，增加物质的再循环利用；采用多种方法降低医院能源消耗和废气排放。

5. 社区健康促进

与社区内各群体、组织及卫生系统其他部门建立良好的工作关系，合作开发健康教育资源，合作开展各种社区重点人群的健康促进活动，例如为 7 岁以下儿童举办"认识医院"活动；每月举办专题健康讲座；通过大众媒体、互联网和健康信息中心向社区介绍有关疾病与健康信息。

04 | 病人健康教育

一、意义

为满足病人及其家属的健康需求开展病人健康教育是护理健康教育最重要、最基础的工作内容，也是体现现代护理学理念和发展的一个重要的实践领域，开展病人健康教育有着重要的社会意义。

（一）病人健康教育是医疗护理服务的组成部分

1. 可提高病人对医护人员的信任感和依从性

信任是医患关系的重要内容，也是病人形成健康信念，产生从医行为的必要前提。"从医行为"又称遵医行为，是指依从医嘱，为防治疾病而采取的行动，如饮食疗法，定期复查、遵医嘱服药。美国的调查资料表明，慢性非传染性疾病病人对医嘱的非依从现象可高达 75% 甚至更高的比例。我国近年来对原发性高血压的多项研究结果也证实，血压控制程度与病人的从医行为有密切关系。可见，通过积极的健康教育，可促使病人及其家属建立对医护人员的信任，可提高他们对医嘱的遵从性，主动配合治疗，促进康复，提高医疗护理质量。

2. 有效实现对病人的心理保健

健康教育可满足病人的心理需求，消除病人及家属的不良心理反应，帮助他们建立战胜病魔的信心，学会自我心理保健的方法。通过健康教育适时地向病人及家属解释了疾病的诱因和防治方法，让病人以"既来之，则安之"的心态面对病情，无疑会使病人客观地认识病情、解除顾虑、增强其康复的信心和希望。可以说，健康教育是消除病人不良精神反应的良方，是解除病人及家属顾虑，使之满怀信心与疾病作斗争的动力。

3. 健康教育是一种非药物治疗手段

许多疾病与不良生活方式和卫生行为习惯密切相关。例如，吸烟、酗酒、缺乏锻炼、高脂、高钠盐饮食是导致高血压、冠心病等心脑血管疾病的重要危险因素。降低这些疾病的患病率和病死率，除药物治疗外，必须坚持饮食控制、适当锻炼、控制体重等非药物方法。健康教育是指导病人及其家属学习和掌握有关的知识和技能，提高自我保健能力的有效易行的非药物治疗手段。

（二）病人健康教育是密切医患关系、促进医院精神文明建设的纽带

医患关系是指医疗服务过程中形成的各种人际关系，其中包括医护关系、医患关系和护患关系。医患关系融洽与否，不仅对病人及其家属的心理状态有直接影响，而且对疾病的防治效果产生直接影响。医院是医治疾病的场所，同时也是精神文明建设的重要窗口和阵地。结合护理工作开展健康教育，有助于护理人员强化服务意识、文明服务语言、规范服务行为。在向病人和群众传播卫生知识的同时，也带给他们关心和温暖。这对增强病人对护理人员的信赖感和安全感，密切医患关系，促进相互理解和谅解，提高人们对医院医德医风的满意度有着重要意义，从而为医院工作创造良好的社会环境，带来促进医院精神文明建设的良好效应。

实践表明，健康教育具有减少医疗纠纷的潜在功能，通过健康教育，除使病人了解并同意所给予的医疗护理措施外，还让其了解可能的副作用或风险。美国《病人权利法》中，就特别强调病人有"知情权"。由于病人参与了治疗护理方案的选择，在接受医疗救治过程中，对治疗方案的必要性、可行性和预后有充分的了解，就能够对可能出现的不测有心理准备。总之，医疗纠纷在客观情况下是不可能完全避免的，但若通过病人教育计划，做到"知情同意"，对病人独特的需要和利益给予更多的关切，能使医疗纠纷案件相对减少。

（三）病人健康教育是"把时间还给护士、把护士还给病人"的桥梁

在医院，与病人接触时间最长、机会最多的是护士。结合护理工作开展健康教育，使护士能深入到病房中去，为护患之间的交流和沟通搭起了桥梁。在健康教育活动中，护士用丰富的护理知识满足病人的健康信息需求，赢得病人及其家属的信任和理解，提高了护士在病人心目中的地位。同时，开展护理健康教育，促使护士加强学习，不断更新知识，提高自身的专业水平和工作能力，使护士的自身价值也得到

了体现。

二、基本内容

随着健康教育理论与实践的不断发展，病人健康教育的内容也在不断扩展和深化。任何一种疾病或健康问题，既是生理问题、心理行为问题，又是医学问题、社会问题。概括地讲，病人健康教育的内容应围绕"知—信—行"三个中心环节，包括疾病防治及一般卫生知识的宣传教育、心理健康教育和健康相关行为干预三个方面。

（一）疾病防治及一般卫生知识的宣传教育

传播卫生保健知识，是健康教育者的一项主要任务，也是健康教育预期达到的第一层次的教育目标。由于疾病和健康问题的种类繁多，致病因素复杂，病人的个体差异，每一病种及其相关的健康问题均可组成一套完整的教育内容，如病因、危险因素控制、预防、治疗、康复、家庭护理、自我保健常识等。围绕医疗业务活动的教育内容主要有：就诊知识，各科常见疾病防治知识，各种流行病的防治知识，各种器械性治疗知识，各种检验、物理检查知识，合理用药知识，计划生育及优生优育知识，个人及家庭卫生常识，健康的生活方式，儿童、妇女、老年卫生保健知识等。

开展卫生知识教育的基本要点是：充分利用开展医疗保健服务的场所和时机，针对教育对象需求，选择教育内容，以最易理解和最易接受的方式将医学科学知识传递给教育对象。

（二）心理健康教育

心理因素对疾病的发生、发展及转归有着重要的影响作用。良好的心理状态有利于调动病人的主观能动性，有助于稳定病情、延缓恶化、促进身心健康，提高病人的生存质量。在某些身心疾病、如肿瘤、神经精神疾患的治疗过程中，心理健康教育有其特殊的功效。因此，医护人员要研究病人心理，了解不同类型病人，如急性、慢性、危重、濒死病人的心理问题和心理需要，制定具体的心理治疗、心理护理措施，给予必要的心理健康指导，使病人在治疗和康复的过程中始终处于最佳的心理状态。心理健康教育应掌握如下重点：

（1）教育病人正确对待疾病，帮助病人树立战胜疾病、早日康复的信念。

（2）针对不同类型病人心理特点和心理需求，介绍有关疾病防治知识和心理保健方法，消除异常心理和心理负担，提高自我心理保健能力。

（3）向病人家属及陪护人员进行保护性医疗原则教育，指导他们在精神上给病人以支持和鼓励，避免恶性刺激。

（4）对晚期病人及其家属开展临终关怀和死亡教育，使其正视病痛，正视死亡，提高生命质量和生活质量。

（三）健康相关行为干预

在病人健康教育中，行为干预是指在传播卫生保健知识的基础上，有计划、有目的、有针对性地协助病人或有特定健康行为问题的人学习和掌握必要的技能，改变不良卫生行为习惯，采纳健康行为。这是病人健康教育内容的深化，也是病人健康教育活动应达到的高层次目标。

行为干预主要采用行为指导和行为矫正的方法，其主要内容包括以下四个方面：①矫正个人的不良心理反应引发的行为。例如，对冠心病病人进行解除压力的放松训练，以控制 A 型行为。②矫正个人不良的行为习惯和生活方式，以降低疾病或意外伤害的危险因素。如针对糖尿病病人的膳食指导、戒烟及减肥训练。③指导病人及其家属学习和掌握新的技能，建立健康行为模式，如教新生儿母亲学会如何进行母乳喂养。④实施从医行为指导，增强病人对医嘱的依从性。

三、基本形式

病人健康教育必须配合和满足医疗护理服务，根据教育对象的不同特点和需求，在诊疗护理过程中有针对性地实施。根据实施场所和对象的不同，病人健康教育可分为院内教育、院外教育和社区群体教育三种基本形式。

（一）院内教育

1. 门诊教育

门诊教育是指病人在门诊诊疗过程中实施的健康教育活动。门诊病人多，流动性大，停留时间短暂，而且人群复杂，个人的情况和要求不同，因此，门诊教育要抓住门诊就医过程的主要环节，针对病人的共性问题，简明扼要地实施教育活动。

（1）候诊教育。在候诊区等待看病时进行的教育。既能使病人了解一些就诊知识，又能起到安定病人情绪、维持良好候诊秩序的作用。常用的形式有设置宣传栏、黑板报、标语牌、代售卫生科普读物，有条件者可设置低音广播和闭路电视。

（2）随诊教育。病人接受门诊治疗和检查，如打针、换药、输液时，适时地给予相应指导。一般采用口头教育形式。为了解决工作量大与健康教育时间短的矛盾，目前各地医院普遍采用的方法是发放健康教育处方。

健康教育处方是以医嘱形式提供的健康教育文字材料，针对某种疾病的特点，对病人进行防治知识、用药方法、生活方式方面的指导，健康教育处方一般是一病一议，是指导病人进行自我保健和家庭护理的一种有效的辅助手段。健康教育处方广泛适用于门诊病人、住院病人的出院指导，有助于口头教育内容的补充和完善。20世纪90年代以来，健康教育处方已作为一种有效的健康教育手段在我国各地医院普遍推广使用。

（3）门诊咨询教育。咨询是对病人及其家属提出的有关疾病和健康的问题进行解答。这是一种针对性很强的对话形式，要求咨询人员有较高的专业水平，一般由老年或有较高学历的医生护士来担当。

（4）门诊专题讲座及培训班。以预约门诊的形式定期将有同种疾病的病人或需接受相同保健服务的人集合起来，进行专题知识讲座或技术培训。适用于妇幼保健、老年保健及慢性疾病病人。例如，根据我国《妇幼保健法》的规定，每一对准夫妇在结婚之前应接受三项卫生保健服务，即婚前体检、婚前咨询、婚前卫生知识指导。常用的教育方法是在门诊部新婚学校组织准夫妇一起学习有关生殖健康、计划生育和优生优育的知识。

2. 住院教育

由于住院病人在院期间时间较长，病情有一个逐渐转化的过程，有利于护士观察，有利于病人和护士之间的交流和互相了解，从而有利于有计划、有系统地安排健康教育活动。住院教育包括以下内容：

（1）入院教育。在病人入院时，由当班护士向病人或其家属介绍有关规章制度，使病人和陪护人员尽快熟悉环境，安定情绪，遵守住院制度，积极配合治疗和护理。

（2）病房教育。又称住院期间教育，根据病人和家属的病情、心理状况和"知—信—行"情况，进行系统的教育指导，是住院教育的重点。目前各地开展整体护理，就是将健康教育与病房的临床护理工作结合在一起进行。

（3）出院教育。在病人出院前以口头或健康教育处方形式，向病人及其家属说明住院治疗的结果、疾病现状和预后，提出继续用药和定期复查等注意事项，进行生活方式和家庭护理方面的指导，使病人在出院后巩固住院治疗效果、防止疾病复发和意外情况的发生。同时，还应征求病人及家属对医院和医护人员的意见，不断改进医院健康教育工作。

（二）院外教育

1. 出院后教育

出院后教育又称随访教育、追踪教育，是住院教育的继续和延伸，也是医院开展社区卫生服务的一项内容。针对的主要对象是有复发倾向、需长期接受健康指导的慢性病病人。随访教育是个连续的追踪过程，可通过书信往来、电话咨询、家访或预约门诊的形式进行。

2. 家庭病床教育

针对长期在家接受康复、治疗的慢性病病人及其家属，以家庭病床的形式，定期登门服务，提供有针对性的个体化疾病防治方面的指导和服务。

（三）社区群体教育

这里所说的社区群体教育是社区卫生服务的组成部分，是医院健康教育由病人个体向群体教育的扩展和延伸。各级妇幼保健院（站、所）和计划生育指导站、社区卫生服务中心（站）是重点开展群体健康教育的场所。社区群体教育的形式大致分为三类：

（1）结合社区医疗保健各项工作开展健康教育，把健康教育内容穿插在疾病普查普治、预防接种、围生期保健、全科医疗、慢性病综合防治等项工作中。

（2）发挥社区健康中心的作用，建立病人康复自助组织。如积极争取社会团体或企业的资助，与街道一起创办高血压俱乐部、健康大课堂或抗癌协会等，把社区内患有同种慢性疾病的病人以会员制的形式组织起来，开展多种形式的健康教育和康复健身活动。例如，组织夏季爬山健身运动，举办糖尿病病人营养膳食烹饪比赛，组织高血压病人自我管理式的学习活动等，这种形式可以发挥群体教育的优势，促进病人相互交流经验，互相鼓励支持，对社区慢性病防治和促进病人康复具有积极的作用。

（3）以群体教育的方法对肥胖、戒烟、戒酒等成瘾性行为进行干预和矫正，进行性安全、生殖健康等生活技能训练。

第九章
护士与病人教育

01 护士在病人健康教育中的作用

一、健康教育是护士应尽的义务

现代护理学赋予护士的根本任务是"帮助病人恢复健康，并帮助健康人提高健康水平"。其中，帮助的含义不仅体现了病人渴望得到护士和其他医务人员帮助的生理、心理需要，而且也表明，帮助病人是护士应尽的义务和责任。根据这一任务，护理活动被分为两大类，一类是帮助病人保持生命、减轻痛苦、恢复健康的临床护理活动；另一类是帮助病人获得健康知识、预防疾病、提高自我保健能力、建立健康行为的健康教育活动。对病人而言，两种活动所起的作用是相辅相成的；对护士而言，两种活动所赋予护士的职责也是同等重要的。即护士不仅要担负促进病人康复的照顾义务，而且应承担起促进病人健康的教育义务。

回顾护理学发展史，护士履行教育义务的观念早已有之，早在南丁格尔时代就提出"护士应当同时也是卫生导师和宣传教育家"的科学论断。20 世纪 70 年代，美国的一些护理学家在创建护理学理论模式中，也阐明"护理是一种教育手段"的观点。要求现代护士应具有为病人提供保持健康的生活方式及良好的功能状态和心理健康方法的能力。美国要求注册护士把为病人提供必要的医疗知识，指导其促进康复和预防复发作为主要任务之一。英国也将培养护士进行健康教育的能力作为继续教育的重要内容，提出"所有护士都应使自己成为一名健康教育者"。目前，一些发达国家还用法律条文将健康教育肯定下来，明确规定："护士有教育病人的责任和义务"，"病人有接受教育的权力"。我国 1997 年颁布的第一部《护士注册法》，也明确规定健康教育是护士应尽的义务。

无论是发达国家还是发展中国家，尽管人们在卫生服务需求的内容和层次上有所差别，但对健康的渴求是一致的，接受健康教育的权利是同等的，护士应履行的责任和义务也是相同的。因此，护士只有提高履行教育义务的责任意识，才能承担起现代护理学所赋予的根本任务，在病人教育中发挥应有的作用。

二、护士在病人教育中的地位

病人教育是医院教育的主要形式，其教育过程包括从入院到出院的各个阶段，与病人检查、治疗、护理相关的各类医务人员都有为病人提供教育服务的义务，但究竟孰主孰次没有统一定论。一般认为，医生是主要教育者，因为医生掌握病人诊断、治疗、处理的第一手资料，对病人进行教育具有权威性和影响性，容易使病人对其产生知识上的听、信和行为上的服从。但实际上，医生很少有时间从事教育活动，一方面，大量的检查、治疗工作占据了医生的工作时间，使医生很难抽身进行有系统的教育，通常只有在医生进行手术或检查治疗前，与病人及其家属交待注意事项时，才能进行一些例行公事的教育；另一方面，医生本身也很少有这种意愿。因此，大量的教育工作就落在了护士身上，使护士成为病人教育的主力军。

护士在病人教育中处于主导地位的原因主要有以下几点：

（1）护士的数量多、分布广，教育的人力资源丰富。目前，我国约有128万护士，护士的数量是医生的1.6倍，在医院，护士比例约占医务人员总数的1/2，护士的分布几乎涉及医院的所有科室，丰富的人力资源为病人教育的实施提供了保障。

（2）护士与病人接触最密切，教育机会多。在医院，与病人接触时间最长、接触机会最多、关系最密切的是护士。频繁接待入院、出院，大量的基础护理，多次反复的治疗、护理操作，面对面的监护等，都为护士履行教育义务提供了机会。

（3）护士具有丰富的疾病护理知识，为病人教育的实施创造了条件。系统的专业培训，大量的临床实践使护士积累了丰富的疾病护理经验，尤其是近年来护理教学制度的改革，大量高学历护士充实临床，加之整体护理的开展，使护士不仅扩展了专业范围，而且还有了比较扎实的学科知识。这些知识的掌握，为以护士为主导的教育活动奠定了基础。

三、护士在病人教育中的作用

护士在病人教育中扮演着教育者、组织者和联络者的角色，其作用主要体现在以下三方面：

1. 桥梁作用

病人教育是一种特殊的教学活动，护士作为教育者不同于一般意义上的教师。学校教师关心的是教育，其职责是将知识传授给学生。而护士关心的则是提供教育服务，其职责不仅传授知识，而且还要关注学习者的行为。教育的目的是帮助病人建立健康行为。因此，护士的作用是按健康教育的"知—信—行"模式，在不健康行为与健康行为之间架起一座传授知识和矫正态度的桥梁。这种桥梁作用要求护士必须把教学重点放在帮助病人建立健康行为上。

2. 组织作用

护士是病人教育的具体组织者和实施者，病人教育计划的制订，教育内容、教育方法的选择和教学进度的控制都由护士来策划和决定。有目的、有计划、有评价的教育活动就是通过护士的组织来实现的，护士组织教学能力的强弱对病人教育效果有直接影响。因此，护士必须掌握病人教育的基本原则和基本技能，创造性地做好病人的教学组织工作。

3. 协调作用

病人教育是一个完整的教育系统，虽然教育计划可由护士来制订，但在实施教育中，需要各类人员的密切配合，护士作为联络者应担负起与医生、专职教育人员、营养师、物理治疗师的协调作用，以满足病人的教育需求。

02 | 影响护士履行教育职责的因素

健康教育是现代医院为满足病人健康需求而赋予护士的重要职能。病人能否在医疗保健活动中获得接受教育的权力，满足健康教育需求，取决于护士的教育意识和履行教育职责的能力。为了解影响护士开展健康教育的因素，笔者对辽宁、吉林、黑龙江三省 10 所医院 1 000 名护士和 2 000 名病人进行了问卷调查。通过调查分析，认为影响护士履行教育职责的因素主要有以下几方面。

一、角色认知偏差

《护士注册法》明确规定，护士有为病人进行健康教育的责任和义务，这就从法律上确定了护士即是病人护理者又是教育者的双重角色地位。护士能否按注册法要求，产生双重角色行为，取决于护士对教育角色的认知和病人对护士教育角色的认可程度。调查发现，护士的教育角色意识比较薄弱，有 37.8% 的护士对教育义务持否认态度；在最佳教育者选择上，护士和病人对角色的认知也存在偏差，70.4% 的护士首选专职教育人员担任教育工作，73.1% 的病人首选医生，双方均将护士放在第二位。护士与病人在最佳教育者选择上出现的分歧表明，护士作为主要教育者的地位在护患双方都没有得到确定。护士选择专职人员承担教育义务，反映了护士希望减轻工作负担的愿望，但同时也包含着不愿承担教育义务的心理倾向。病人在最佳教育者的选择上对护士持否认态度，说明病人对医生的信任度和依从性远远高于护士。毫无疑问，这种角色认知的偏差，将会给护士开展教育活动带来困难，同时也对护士在病人教育中的地位提出了挑战。这就要求护士必须增强角色意识，加强学习，努力提高教育水平，以迎接护士角色多元化的挑战。

二、缺乏教育能力

　　教育能力是护士履行教育职责的物质条件，调查发现，有近半数的护士不知道病人教育的基本程序，半数以上护士感到开展健康教育最困难的是缺乏教育知识和技能，不知如何施教。护士对教育知识的需求归纳起来有三个方面：一是与疾病护理相关的知识，包括专科疾病护理知识、心理护理、康复护理、疾病预防、卫生保健、营养学、药理学、医学新进展和家庭护理知识；二是与健康教育相关的知识，包括病人教育程序、病人教育需求评估、病人教育方法、护患交流技巧、健康教育需求评估、健康行为指导、教育效果评价和教育计划制订等；三是相关学科知识，包括行为科学、预防医学、保健医学、传播学、教育学、社会学、心理学和伦理学等。有 1/3 的护士希望通过自学获得上述知识，半数以上的护士希望通过举办短期培训班系统学习健康教育理论，以指导教学实践。

　　上述结果表明，教育知识缺乏是影响护士开展健康教育的重要因素，要提高护士的教育水平，必须加强健康教育培训。

三、缺乏教育时间

　　调查显示，有 51.6% 的护士认为影响护士履行教育职责的因素是没有时间。产生这种想法的原因是护士对病人教育活动的理解不够深刻，把健康教育看作是护理以外的额外工作。实际上，教育本身就是护理活动的组成部分，许多护理目标都是通过健康教育来实现的，如减轻焦虑、减少并发症、提高病人适应能力等；某些教育内容也是依据护理活动中的需要而设计的，教育与临床护理一体化已成为现代护理新模式。

　　明确了教育与护理工作的关系后，就会发现护士进行健康教育的机会和时间是无限的，如护士在为病人做术前准备时，边操作边讲解术前准备的意义、内容和配合要点，同时教给病人一些适应手术的技巧，如有效咳痰、深呼吸、床上排便等。在有限的时间内既完成了护理任务，又进行了健康教育。由此可见，健康教育形式是多样的，可因人、因时、因地、因需灵活掌握，并非每种教育都需要护士刻意地安排时间去做，如果护士有强烈的教育意识和教育能力，就可以在护理操作的各个环节中有针对性地施教，达到事半功倍的效果。

四、缺乏发挥职能作用的支持条件

健康教育既然已作为护士职能被确定下来，在政策上就应有与发挥其作用相配套的支持条件。美、英、日等发达国家，在继续教育和护士职责中，明确规定了护士教育能力培训的目标和称职标准。我国虽然在《护士注册法》中规定了护士的教育义务，但在实施上尚没有与护士的职称、学历和继续教育要求相吻合。在开展健康教育上，不同职称、不同学历的护士站在同一起跑线，这不仅造成人为资源的浪费，而且也会挫伤护士开展健康教育的积极性。另外，在健康教育的经费来源上也没有明确的规定，许多医院都是自筹资金、编写和发放教育材料。卫生部门对教育所用的规范化影视资料也没有具体的出版、发行渠道，多数医院没有把健康教育作为一种专业加以发展。

上述支持条件如得不到满足，将会影响健康教育的进程。笔者认为，解决上述问题的当务之急，是尽快完善护理健康教育学的学科体系，加强护理健康教育学的科学研究，使之成为一门独立学科，推动病人教育向科学化、规范化、制度化发展。

同时，应针对护士的教育需求特点抓好三个层次的培训：一是学校教育，要尽快开设护理健康教育学必修课，为临床培养有教育能力的实用型人才；二是继续教育，要把护士教育能力培训纳入国家和地区继续教育大纲，规定不同职称护士接受健康教育培训的学分，开设病人教育培训基地，从实践中培养健康教育专业人才，并创造条件，采取多种办学方式培养高学历、有学位的健康教育专家；三是临床带教，为不同职称、不同学历和不同年资的护士确定临床教育职责，充分发挥高职称、高学历、高年资护士在病人教育中的带教作用，提高护士教育水平。

第十章
患者健康教育的基本程序

01 | 病人健康教育程序概述

随着我国护理学科的迅速发展和传统的护理模式向整体护理的转变，病人健康教育的规范化、程序化和个体化特点随之得以充分的体现。运用病人教育程序实施病人教育是开展医院健康教育的一个重要内容，也是护理健康教育的基本方法。

一、教育程序的产生与作用

（一）产生与发展

自 20 世纪 50 年代以来，健康教育不断普及发展，学者们在病人健康教育的目的、意义、方法等方面进行了大量的探讨。1968 年，美国公共卫生协会下属的公众健康教育协会提出了关于开展病人健康教育三种策略：①采用"团队策略"开展病人教育；②将健康教育处方作为永久性病案内容而保存；③按照 5 个步骤来实施病人教育，即评估病人及其家属的教育需求、确立病人及其家属的教育目标、选择教育方法、执行教育计划、教育效果评价。这 5 个步骤的教育模式成为当时医院开展病人健康教育的第一个工作指南。

在工作实践中，5 个步骤教育模式逐渐被转化为目前的病人教育程序：①评估教育需求；②做出教育诊断；③制订教育计划；④执行教育计划；⑤评价。

（二）在整体护理中的作用

实施整体护理的目的是为病人提供包括生理、心理、社会与文化各方面的高质量护理服务，其实质是体现了生理—心理—社会医学模式的精髓。病人教育程序是整体护理的重要内容和工作方法，在整体护理中的作用表现在以下两个方面。

1. 病人健康教育是整体护理的重要内容

整体护理的指导思想是"以病人为中心"。这一指导思想体现在一切护理工作以满足病人的健康需求为导向，通过执行护嘱来解决病人面临的健康问题。同时，它还表现为充分尊重病人的权利，动员并利用病人的自身力量参与医疗与康复过程。

如何使病人的权利和自助得以实现？一是要通过心理护理，提高病人的"自我意识"，树立自尊、自信和自我价值观念，调动其战胜疾病、恢复健康的主观能动性；二是要通过耐心细致的健康教育，把有关疾病防治的知识和方法交给病人及其陪护人员，使他们积极主动参与医护过程，促进康复。因此，病人健康教育是实现整体护理目标的不可缺少的组成部分，通过实施病人健康教育可以更加完整而深刻地体现现代护理观的内涵。

2. 病人教育程序是实施护理程序的组成部分

病人教育程序（patient education process）是在整体护理中实施病人健康教育的活动过程。它遵循健康教育计划设计、实施和评价的原则，贯穿于护理程序的实施过程之中，是实施病人健康教育的一种思维方法和工作方法，是病人健康教育走向科学化、系统化、规范化的标志之一。

（三）与护理程序的关系

在临床护理实践中，病人教育程序贯穿于护理程序，两者步骤相同，协调一致，密不可分。病人健康教育中的教育需求评估，正是护理评估的一个组成部分；病人教育的目标则是护理计划中的子目标。二者相互关联，前者是在后者的基础上产生的，不同只是在各个步骤中具体内容的差别（表7-1）。护理程序侧重于解决病人对疾病与健康问题的反应，而病人教育程序则注重调动病人维护自身健康的潜能，激发病人的主观能动性。

二、病人教育过程的基本要素

实施病人健康教育的过程是"教"与"学"两个主体相互作用的活动过程，是护理健康教育者与教育对象为实现教育目标，有目的、有计划、有组织、有系统地共同完成教学任务的过程。它包括四个要素：

（一）护士（教育者）

护士是病人健康教育计划的制订者和实施者，是教学过程的组织和指导者，是在教学中起主导作用的因素。

（二）病人及其家属（学习者）

病人及其家属是病人健康教育的对象，是教育目标、教学要求的体现和落实者，是教学过程中的主体。

（三）教育内容

教育内容是教学过程中传递信息的主要部分，是教学中的客体，它是由特定的教学目标所决定的。

（四）教学环境

教学环境包括教学媒体、教学手段、物质环境、学习的气氛、护患关系、病人与家属的关系等，是影响整个教育过程的客观因素和必要条件。其中，教学媒体和手段是教学内容的载体，是实现教与学双边活动的中介，是实现病人健康教育目标的重要条件，对教学的效果起着保证作用。

02 | 病人健康教育程序的实施

病人健康教育与其他人群的健康教育是有不同特点的，其最大特点在于病人健康教育注重病人的整体性和个体差异性，根据疾病的种类差异及病人对同种或不同疾病的反应差异，更加强调对症下药。运用病人教育程序，使病人健康教育走向科学化、系统化和个体化，可以有效地提高病人健康教育的效果。具体地讲，病人教育程序包括以下五个步骤。

一、评估教育需求

病人健康教育的对象是病人及其家属或陪护人。评估教育需求，就是通过调查分析，了解教育对象需要学习什么的过程，这是明确教育目标、实施病人教育的必要前提。

（一）内容

1. 评估教育对象的学习能力

包括文化水平、阅读能力、理解能力以及体力、体能等。由此将决定健康教育时机和方法的选择。

2. 心理状况评估

评估病人对疾病的心理适应情况、情绪反应。对身患疾病引起的焦虑或恐惧心理，会使人对疾病更加警觉，会比平时更加关心自己的健康，希望了解与疾病相关的医学知识。

3. 社会文化背景评估

包括两个方面：①病人的社会人口学特征，如年龄、民族、文化程度、职业、经济状况、居住地以及与致病相关的工作与生活条件及环境等；②病人的行为与生活方式，如是否吸烟、喝酒，饮食习惯，睡眠习惯，运动情况等。

4. 学习态度评估

有无学习的动机，即病人在主观上有无接受健康教育的要求，是否愿意和渴望了解有关信息。

5. 以往学习经历的评估

了解教育对象以往是否接受过有关疾病的健康教育，或有关健康问题的指导。

6. 家属（陪护人）的学习准备状态评估

评估病人的家属对有关疾病或健康问题的知识、认识及其自我护理能力等，包括家庭成员的态度与言行，亲朋好友的影响，即在客观上需要对病人家属进行哪些知、信、行方面的健康教育干预。这是实施病人教育的必要保证。因为病人教育离不开病人家属或其陪护人的积极参与。

7. 学习需要评估

这是最核心的评估内容，重点评估病人在客观上必须学习和了解的与疾病相关的知识、必须改变的态度和行为以及实现自我护理和自我保健应该掌握的基本技能。

（二）方法

收集教育需求评估所需的信息，一般与护理需求评估同步进行。病人资料可分为主观资料和客观资料两类。主观资料指通过病人及其家属的自述或护士提问、问卷调查而获得的资料；客观资料指通过体检、观察、阅读护理记录、医疗记录等而获得的资料。

从与病人及家属的谈话中直接获得信息的收集方法称为直接法，通过观察病人的表现、阅读病历、分析病史以及健康问题的影响因素而获得资料的方法称为间接法。评估中应针对病情和健康状况，时刻抓住 4 个问题：①病人需要哪些知识；②病人需要形成或改变哪些态度或认识；③病人需要学习哪些技能；④病人周围有哪些障碍因素影响着病人的行为。

（三）基本技巧

对病人进行教育需求评估包含着许多有关生理、心理、社会和精神方面的内容，一次评估不可能将所有的资料都收集完全，需要分阶段进行或在持续评估中完善。由于护士时间有限，在评估时应掌握必要的技巧，以提高资料获取的有效性。

（1）先阅读病历，想好要问的问题（即病人最关心的学习问题），计划好所需的时间。注意把能转移病人注意力的事物和情境减小到最低程度。

（2）恰当地称呼病人的姓名。

（3）自我介绍，与病人讲清访问所需要的时间。

（4）病人卧床时，护士可采用坐位；病人坐位时，护士可站立。交谈时眼睛注视病人，注意倾听病人的陈述。

（5）选择病人最关心的话题做开场白。

（6）跟着病人的思路把问题展开或改变话题，而不是机械地按表格内容询问病人。

（7）运用人际传播的基本沟通技巧，多使用开放性提问的形式。

（8）抓住特殊问题，详细评估。肯定病人的陈述，并鼓励病人继续诉说。

（四）注意事项

（1）评估不是一次性的，而是贯穿于病人住院的全过程。应注意的是，随着病情的发展与转归，病人的健康教育需求亦在发生着变化。例如，手术病人在术前、术后、康复期的心理、知识和技能等需求都是不同的，病人健康教育的内容和方法也应随之而不断加以调整。

（2）评估方法力求科学、可靠，不能仅凭个人的主观判断，先入为主，以偏概全。其解决方法是采用标准化的评估表。

（3）护士应掌握必要的人际沟通技能和发现问题、解决问题的能力，以保证评估中获得必要的资料。

二、做出教育诊断

在需求评估的最后阶段，根据取得的有关资料，做出教育诊断，即教育对象主要存在什么问题及导致该问题的原因所在。健康教育诊断是护理诊断的组成部分，其陈述的方式是：问题＋原因。例如，经交谈了解到，某年轻母亲因缺乏喂养婴儿的经历，导致其12个月的宝宝体重增长缓慢。其教育诊断为：婴儿营养失调——低于机体需要量，与母亲缺乏婴儿喂养的知识和技能有关。

三、制订教育计划

病人健康教育计划是组织病人学习的依据，又是教育目标实现的保证。制订病人健康教育计划的目的是对住院病人实施护理健康教育的内容、教学步骤和方法做出规定，以便护士按教学计划要求，有效地组织、实施病人健康教育活动。

（一）确定教学目标

根据教育诊断制订病人健康教育计划，其核心是确定教学目标。由于每个病人的个体差异性，即使是同一病种的病人，对其制定的教学目标可能也大不相同。病人教育的最终目的是通过健康教育，使受教育者获得维护自身健康的能力，以建立改善和促进个体健康的最佳生活方式。为实现这一目的，在病人教育程序中，应从"教"和"学"两个层面来制定预期达到的具体目标，即护士需执行的教育目标和病人应实现的学习目标。病人教育目的、教育目标与学习目标三者之间的关系是：在病人教育目的的指导下，护士通过实施护理健康教育活动，将病人教育目标转化为病人的学习目标，再通过健康教育活动促使病人将学习目标转化为病人的行动，最后达到病人教育的目的。

1. 教育目标

教育目标是教育目的在某一微观教学领域的体现。在病人教育程序中，病人健康教育的目标是护士为达到病人教育的目的而提出的具体施教目标，是护士制订病人健康教育计划的依据。教育目标的行为主体是护士，教育目标主要是用来说明护士在教育活动中要给病人教什么和将产生什么结果，因此，教育目标的陈述应包括目标行为和行为结果。根据分期教育的原则，教育目标可分为：

（1）入院教育目标。指护士在病人入院时，为帮助病人尽快适应住院环境，建立良好的遵医行为而制定的目标。

目标陈述：帮助病人尽快适应住院环境，建立遵医行为。

（2）住院教育目标。指病人住院期间，护士为满足病人的教育需求，减轻心理负担，知情并配合医疗护理措施，促进康复而制定的目标。根据疾病阶段和护理手段的不同，住院教育目标又可以细分为术前教育目标、术后教育目标、特殊检查和治疗教育目标等。

目标陈述：提高病人手术适应能力，减轻术前紧张；提高病人配合检查和治疗能力，减少并发症。

（3）出院教育目标。指病人出院前，护士为帮助病人建立健康的生活方式，促进康复而制定的教育目标。

目标陈述：提高病人的自我保健能力和自我护理能力，促进功能康复，建立健康的生活方式。

2. 学习目标

学习目标是学习者为实现教育目标而确定的个体行为目标。病人学习目标是护士根据教育目标的要求和病人的学习需要而制定，并通过病人学习能够实现的目标。

（1）学习目标的分类：根据教育的认知、态度、技能三个领域的目标，病人学习的目标可大致分为：①知识目标（认知领域）——对所需健康知识的理解和接受；②态度目标（情感领域）——健康相关态度的形成或改变；③技能目标（精神运动领域）——学习和掌握某操作技能及其熟练程度。

例如，糖尿病住院病人的学习目标：通过健康教育，病人了解糖尿病的危害程度，能够叙述饮食疗法对控制糖尿病的作用；病人接受患病的事实，承认自我保健的责任；掌握尿糖自检的方法，学会计算食物中所含热量。

（2）学习目标的描述：学习目标应该是通过护理和健康教育措施后，病人的行为按照预期的方向发生改变。学习目标的行为主体是病人。

例如：教育实施一周后病人会列举至少三种与肥胖相关的常见慢性病。

（3）制定学习目标时应注意以下事项：①学习目标是通过护理活动和健康教育，病人自身发生的变化和能够达到的结果，而不是护理行为本身。因此，学习目标的主语应是病人，而非护士。例如，"产妇在出院前学会给婴儿洗澡的方法"，而不应写为"教产妇在出院前学会给婴儿洗澡"。②学习目标应有针对性，即针对护理诊断和教育诊断所确定的健康问题和教育需求而提出。一个教育诊断可以有多个教育目标，但一个目标不能针对多个教育诊断。③学习目标应切实可行，通过健康教育干预可以实现且不与医嘱和护嘱冲突。例如，医嘱要求卧床休息，就不能定一个"通过肢体康复训练指导，病人能自行下地活动"的学习目标。④学习目标应是具体的、可测量的、可观察到的改变。因此，病人学习目标的陈述应使用能被测量的行为动词。例如，"学会"、"掌握"、"知晓"、"相信"、"确定"等。

在制订教育目标的基础上，根据学习目标则可进一步确定教育内容、时间、教学方法和教学活动。表7-2是外科病人分期教育计划的示例，可以明确比较教育目标和学习目标的不同，也可看到根据学习目标而制定的有针对性的教育内容、教育方法以及如何进行效果评价。

（二）病人健康教育计划的结构

不同医院的标准病人健康教育计划结构不完全相同。目前国内还没有统一规定的标准化格式。但是，在总体上病人健康教育计划的结构是相同的，包括目标、内容、方法、评价几部分。

表格式教育计划是用于指导护士对住院病人进行系统教育的模板和依据，又具体分为：标准教育计划和个体教育计划。

1. 标准教育计划

整体护理的组织实施涉及医院管理的方方面面，如何在护理人员少、工作任务重的情况下落实护理程序，这是临床护理工作中面临的实际问题。建立模式病房，制订标准病人教育计划，是指导护理人员开展病人健康教育的操作规程，也是整体护理实施质量的保证。标准健康教育计划通常是以病人教育的共性问题为主，根据住院不同阶段的治疗、护理特点，列出护士所应施教的内容和方法，其内容扼要，重点突出，形式统一，便于指导护士在制订个体教育计划时参考应用。下面是给一位内科病人健康教育计划的示例。

【入院教育】

教育目标：适应病区环境，建立良好的遵医行为。

教育内容：①病区环境；②科室相关人员；③就餐规定；④个人物品摆放；⑤探视、陪护制度；⑥病区安全；⑦作息时间；⑧等级护理制度；⑨公物管理制度；⑩常规检查意义及标本留取方法。

教育方法：①讲解或指导病人、家属阅读入院须知；②指出病区环境设施位置及使用方法；③讲解建立遵医行为的必要性。

教育效果：①复述入院须知的有关规定；②表示积极配合治疗和护理。

【住院教育】

教育目标：提高病人住院适应能力，减轻心理负担。

教育内容：①所患疾病的定义、主要原因、诱发因素；②目前治疗方法及配合要点；③目前医嘱用药的主要作用、用法及可能出现的副作用；④各种检查的意义及配合要点；⑤放松技巧；⑥饮食与活动的要求；⑦疾病治疗进展；⑧生活方式与生活质量的概念。

教育方法：①讲解有关知识；②演示行为训练内容；③推荐有关学习材料；④播放专题影视录像；⑤病人现身说法；⑥开展专题讲座。

教育效果：①复述疾病相关知识；②演示行为训练内容。

【特殊检查与治疗教育】

教育目标：提高病人配合检查和治疗能力，减少并发症。

教育内容：①检查的方法与意义；②常见并发症的预防知识；③检查前准备项目及配合要点；④检查后可能出现的反应、配合要点及注意事项。

教育方法：①讲解有关知识；②演示行为训练内容；③推荐有关学习材料；④病人现身说法。

教育效果：①正确复述有关检查的意义，配合要点及注意事项；②主动配合检查治疗。

【出院教育】

教育目标：提高病人自我保健能力，建立健康行为，提高生活质量。

教育内容：①活动、休息与睡眠要求；②正确用药知识；③饮食营养要求；④自我护理方法；⑤康复知识；⑥随诊与定期复查要求。

教育方法：①讲解有关知识；②推荐学习资料；③演示自我护理技巧；④建立出院后咨询联系。

教育效果：①复述与康复相关的知识要点；②理解生活质量的意义；③愿意纠正影响健康的不良行为。

2. 个体病人健康教育计划

个体教育计划是护士进行有针对性的住院病人健康教育的依据。通常是在标准教育计划的基础上，通过病人需求评估而制订的具体的施教计划。其特点是针对病人的具体病情而制订，体现了病人教育的个体化特点，教学目标明确，教育内容具体，注重行为干预。下例是一个住院原发性高血压病人的个体健康教育计划示例：

某男，50 岁，大学文化，机关干部。因阵发性头痛、头晕 5 年，加重 3 天入院。既往有原发性高血压史 5 年，间断服用复方降压片等药物，血压时有反复，并感头痛、头晕，休息一段时间可缓解。近日，因单位应酬多，饮酒增多，休息不够，降压药物未坚持服用，出现剧烈头痛，伴头晕，休息及服用降压药物无效而入院。平日病人喜食高脂类食物，每日吸烟 1 包，烟龄达 30 余年，因工作关系经常饮酒，且量较大，平均每日饮白酒约 3 两。

入院护理查体，血压 170 mmHg/90 mmHg，身高 171 cm，体重 85 kg，心、肺、腹及神经系统检查未见异常。病人诉对原发性高血压的危险因素、危险因素的危害以及用药等知识知之甚少，并表示愿意接受有关的知识教育。

教育诊断：缺乏有关原发性高血压的危险因素、危害及用药等知识。

【病人在住院期间的健康教育计划】

教育目标：住院期间，使病人掌握原发性高血压的防治知识，建立适合疾病要求的生活和行为方式。

学习目标：①能够说出原发性高血压的危险因素、并发症；②理解坚持服用降压药物的意义和做法；③建立适合原发性高血压防治要求的饮食习惯、行为模式及遵医服药行为。

教育内容：①有关原发性高血压的疾病知识；②原发性高血压的危险因素及其作

用；③原发性高血压的饮食要求、控制体重的必要性及方法、活动要求、戒烟限酒的意义和方法、自我放松的技巧等；④坚持用药的意义及正确用药的具体要求、使用药物可能出现的副作用、不坚持用药的危害等。

教育方法：讲授、指导阅读原发性高血压健康教育手册、演示一些放松技巧等。

效果评价：①能够复述有关知识；②能够演示行为训练的技巧；③建立符合原发性高血压防治要求的生活方式；④能遵医嘱服药。

四、实施教育计划

根据教育计划实施病人教育活动，是病人教育程序中最重要的一个环节。这是一个护患之间相互交流、相互作用的过程，是在护士指导下病人及其家属积极主动的学习过程。为保证教育计划落到实处，取得预期的健康教育效果，关键在于能否激发病人的学习动机，能否使病人准确理解和认真接受护士提供的健康信息，自愿地采纳护士的指导和建议。在这一过程中，护士掌握健康教育基本技巧将发挥至关重要的作用。

（一）影响病人学习的因素

用病人教育过程的宏观模式进行分析，在制订病人教育计划、确定教学内容之后，影响因素主要来自三个方面：

1. 护士（教育者）的影响因素：

（1）健康教育意识。临床护士是否有履行教育职责的主动意识，会对病人教育活动产生重要影响。由于受传统护理模式的影响，护士对教育角色的认识不够明确，没有把健康教育看作自己应尽的义务，尤其是在人员少、工作忙的情况下，就会把实施病人教育视为额外负担。

（2）专业知识和技能。健康教育是帮助病人建立健康行为的治疗手段，要获得良好的教育效果，护士必须熟练掌握护理专业和健康教育的基本知识和技能，否则无法胜任对病人的教育工作。

（3）沟通技巧。病人教育主要是靠语言和非语言的沟通形式来进行的，护士如果缺乏沟通技巧，就会对教育工作产生畏难情绪，这种情绪直接影响护士与病人的接触，对病人教育需求的评估和教育效果的评价带来不利影响，有时甚至会影响病人的学习兴趣。

（4）人际关系。良好的护患关系是病人教育的基础，如果护患关系紧张或相互排斥，护士就得不到病人的信任，甚至产生抵触情绪。这不仅浪费教育时间，而且也容易削弱病人学习的热情，产生不良的教育效果。

2. 病人及其家属（学习者）的影响因素

（1）病人的健康状况。严重的焦虑、疾病的危重状态等会阻碍病人的学习，护士应对病人的健康状况作出正确的评估，并根据需要适当调整教育的对策和时机。

（2）学习动机。学习动机是直接推动病人进行学习的一种内驱力，它是一种学习的需要。它表现为学习的意向、愿望或学习兴趣、对疾病预后严重性的认知等形式，对病人学习起着推动作用。护士的一项重要任务就是要激发病人的学习动机。根据病人的需要及学习愿望，选择与病人需要直接相关的教学内容和学习材料；组织病人座谈会、现身说法、技能操作等参与式学习活动，提高病人的学习兴趣，这些都能在一定程度上成为促使病人学习的动力。

（3）学习反馈。学习反馈是指病人在学习过程中所获得的有关学习结果的信息。病人回答问题的正误、应用知识的成效、得到表扬或批评等，往往会反过来加强或抑制原来的学习动机，改变或修正原来的学习方法，从而影响病人学习的效果。在病人教育过程中，应不断将学习结果提供给学习者，以积极的正向反馈来激发或强化病人学习的动机。

（4）学习方式。每个人都有自己偏爱的学习方式，护士在教育前如能了解并采用病人喜爱的教育方式，则会产生事半功倍的效果。

3. 教学环境

教学环境包括教学媒体、教学手段、物质环境、学习的气氛、护患关系、病人与家属的关系等均是影响学习效率的重要因素。

此外，学习时间的安排也有一定关系，病人的健康状况与学习能力不同，时间安排应因人而异。如年龄大的病人学习能力下降，因而内容安排不宜太多。对一般住院病人学习时间最好安排在午睡后，对危重病人则应安排在病情稳定或恢复期。护士在施教前应对完成计划所需要的时间有一个大概的估计，以使病人用适合于他本人的进度来学习。

（二）病人教学原则

1. 满足优先需要原则

根据病人所处的病情决定其健康教育的时机，应首先考虑满足病人的生存、休息和安全等生理需要。

2. 因人施教原则

由于受年龄、职业、文化、疾病特征等因素影响，病人对教育内容的接受能力不尽相同。应根据病人的不同特点、教育内容、教育方法因人而异。

3. 实用性原则

病人最感兴趣的是与自身疾病特征直接相关的健康知识，如外科病人最关心的是术后疼痛的处理、并发症的预防、功能的恢复和出院后的饮食、活动与休息。健康教育应切实解决病人的实际问题，学以致用。采用的方法、提供的技能、行为的指导应简便和适用，并易于病人及其家属掌握和操作。

4. 参与性原则

病人教育是护士与病人教与学的互动过程，病人及其家属能否积极参与学习对教育效果有直接影响。对不能参与教学的病人，应以病人家属为教育对象。尤其对需要进行家庭护理的病人，如家庭预防褥疮护理、气管切开护理、留置尿管护理、鼻饲护理、人工肛门护理等，更需要家属参与教育，以便掌握家庭护理技术，为病人做好家庭护理。

5. 循序渐进原则

病人在住院期间要接受教育的内容比较多，要使病人有效地掌握这些内容，护士应按照教学内容的逻辑顺序和病人认识能力的发展顺序，由浅入深、由易到难、由简到繁、由具体到抽象、循序渐进地展开教学。

6. 分期教育原则

即针对生命过程的不同阶段、疾病过程的不同阶段、治疗过程的不同阶段，实施不同内容的教育活动。尤其对于手术期护理的外科病人，术前、术后、出院前的护理有明显的阶段性和目的性。因此，病人教育工作应分期进行，使病人在住院的不同阶段都能获得实用、连贯的健康指导。

7. 直观性原则

许多医学知识对病人来说都是陌生的，抽象的。为加强病人对医学知识的理解，护士在教学过程中，应运用床边演示、图表、录像、实物或模型、现身说法等直观的教学手段，使学习的内容在病人头脑中形成鲜明的表象和印象，使理性知识具体化、形象化。

8. 科普化原则

要将那些深奥难懂的医学知识转变成通俗易懂的卫生常识，就必须遵循科普化、通俗化原则。用病人看得懂、听得清、记得住的语言编写教育资料，深入浅出，用病人能理解的口语进行表达和交流，防止使用病人难以理解的医学术语。

9. 激励原则

健康教育的一个重要任务就是要利用影响病人学习的积极因素，激发病人的学习兴趣，促进病人主动参与学习。要实现这一目标，就必须利用激励手段激发病人的学习动机，提高病人的学习兴趣和求知欲，利用反馈机制对病人学习效果做出及时评价，充分肯定病人的学习成效，利用以往学习经历和现实学习过程中的每一点进步激励病人的学习，使病人积极、主动、自觉、自愿地学习。

（三）实施注意要点

护理健康教育活动是促进病人康复、预防疾病和保持健康所不可缺少的措施。一个好的护理健康教育者应是病人学习的促进者、指导者和协助者，因此，在实施教育计划时应该注意以下要点：

1. 详尽了解情况，正确诊断并有效地执行计划

了解病人及其家属或陪护人的基本情况和特定需求，是护理健康教育的出发点，这些信息可以通过教育评估获得。例如，一位脑动脉硬化病人，有 10 余年病史，从护理评估中了解到，病人对饮食控制的重要性和具体方法仍不清楚，进一步对其智力情况做评估时发现病人反应较迟钝。护士掌握了这些资料，才能制订有针对性的教育计划，把教育的重点放在病人家属方面，以便通过病人家属，适当地协助病人进行饮食控制。

2. 与学习者建立融洽的相互关系

融洽关系的建立，可给病人提供轻松自如的学习环境。例如，一位责任护士日常工作中面无表情，说话生硬，病人对她感到害怕，护患之间存在很大的距离。当她为病人做健康教育时，病人会感到紧张，不敢多言，以致影响健康教育的效果。

3. 教育活动必须围绕教育目标进行

护理健康教育目标是对病人及家属的健康知识、态度及行为变化的陈述，对实施护理健康教育活动具有明确的指导意义。因此，开展护理健康教育活动必须紧紧围绕目标，引导病人运用所学知识，防止在教育过程中偏离方向。

4. 按照护理教育程序的步骤进行教育活动

健康教育程序 5 个步骤环环相扣，缺少其中的任何一项，都会影响教育目标的实现。护士应在实施教育活动前熟悉健康教育计划的重点内容，注意按照计划活动程序的先后顺序进行教育，以免遗漏部分内容。

5. 善于思考，及时总结经验，修订不恰当的计划和措施

通过不断的观察和询问来判断病人是否按照已掌握的知识和技能来行动。如果病人不能产生预期的行为变化，需要找出原因，排除障碍，直到学习者掌握知识和技能并运用自如为止。

五、评价

评价是批判性思维在护理健康教育程序中的具体应用，通过评价，既要肯定有效的护理教育计划，又要对无效的护理教育计划加以改进和完善。

（一）评价分类

1. 对教育过程的评价

即护理人员是否按计划对病人实施健康教育，教育目标是否准确，教育的方法、内容及材料是否适用，总之，是对教育活动过程的质量控制。

2. 对病人的评价评价

其学习的效果，即在知、信、行方面的变化及其变化的程度。

3. 对施教者的评价

评价护士实施健康教育的方法是否恰当，指导是否到位，教学计划内容是否完全，教学材料是否适用，病人对医护人员的服务质量的满意度。

（二）评价方法

1. 观察法

主要用于对病人行为改变情况的测评。

（1）直接观察法：即利用护理人员的感觉来观察病人。病人的健康行为可分为外显健康行为和内在健康行为。外显健康行为如遵医嘱服药、遵守住院规则、有良好卫生习惯、不吸烟、不酗酒等；内在健康行为可表达为情绪愉快、关系和谐、自知之明、适应环境等。要了解病人的真实行为，只有应用直接观察法。

直接观察法是一种较为复杂的行为测试法，它包括对人的精神活动、潜意识感觉和经验等的观察。因此，行为观察最好在病人不知情的情况下进行。

（2）间接观察法：即借助可供观察参考的资料进行的观察。这些资料包括录像、病人家属的描述和病历记录等。间接观察法比较客观、准确。通过录像记录行为发生情况是比较理想的测试手段，但由于录像设备代价昂贵，很难普及应用。因此，比较适用的间接观察法是通过向家属或同室病人询问，或查看医疗记录来进行。

2. 提问法

主要用于对疾病相关知识掌握程度的测评。提问的对象可以是病人或病人的家属。提问应使用封闭式或开放式提问方式，避免使用偏向式提问方式。对家属的提问可以帮助判断病人对教学内容的理解和家属对病人的支持程度，如"他是否知道低盐饮食的意义？""您作为家属怎样帮助他控制盐的摄入？"等提问法不仅能弥补护士在健康教育实施中的疏漏，还能及时获得评价的第一手资料，提高教育效率。

3. 书面评分法

书面评分法是进行病人健康教育效果评价的常用方法。

（1）知识测评：即用标准试卷进行测评。护士可根据教育计划要求，对病人必须掌握的知识，或对应知应会的内容设计测试问卷和评分标准。测试完毕，由护士进行问卷评分，根据评分高低，分析教育效果，改进教育工作。

（2）技能测评：病人技能学习是一个复杂、连续的过程，它需要在护士的指导下，通过重复多次的操作演练，才能达到熟练掌握的标准。在对病人进行技能训练时，采用训练记录和书面评分法可以掌握病人学习的进度，提高学习效率。如教病人自行注射胰岛素，书面评分应列出该项操作应达到的标准和分值。如"无菌"、"剂量准确"、"部位正确"、"能发现错误并及时改正"等。护士根据这些标准对病人技能掌握程度做出准确记录和判断。

（3）表格式评价：为便于随时评价病人教育效果，可将健康教育计划的有关部分列成表格。护士完成教育内容后，可在表格评价栏上直接打钩，评价病人对知识和技能的掌握程度。护士长可不定期抽查护士的教学质量，在护士评价之后，再对评价进行测评，以判断护士的评价是否客观。同时，再测评也有利于护士长及时指导护士修改教学计划，提高教学质量。住院病人健康教育效果评价表格的形式。

总之，病人教育程序的五步骤是个连续、完整、动态的过程。这一工作做得越深入，越能体现"从病人的需求出发，为病人的健康服务"这一护理宗旨，以更好地为病人提供个体化、规范化的健康教育服务。

03 病人健康教育的常用方法

人的行动受各种因素的影响，形成行动的动机也有复杂的关系，但病人健康教育的最终目的是行动的改变，促使人的行动向良好的方向变化。病人健康教育应是一个有计划进行的过程，一般要经过发现问题→分析问题原因→设定目标→制订计划→实施→评价的全过程；评价结果再次反映到分析问题、制定目标中去，修改后再次实施指导，完成一个动力性的循环过程。无论采用何种病人教育方法，都应遵循这一工作过程。

一、个别指导

个别指导是护士根据病人及其家属已有的知识和经验，通过谈话、提问和咨询等面对面交流的方式解决个体化问题的过程。从广泛意义上讲，个别指导普遍适用于社区、医院、学校等不同场所的健康教育。在病人健康教育中，个别指导是最常用的一种教育方法，广泛应用在门诊、住院病人教育和家庭护理教育中。护士在个别指导中发挥着重要作用。

（一）应用谈话法进行个别指导

1. 谈话前对谈话对象和谈话内容要有充分了解

谈话前，首先要对病人的基本情况及所患疾病和治疗护理方案的相关知识充分掌握，以便谈话有针对性且能回答病人可能提出的问题。

2. 谈话要按计划进行

按照病人教育计划的教学目标和不同实施阶段的教育内容，预计谈话所需的时间。

3. 注意提问技巧

提问的目的在于获取信息，建立护患关系，相互了解和沟通。谈话过程一般是先采用封闭式提问，了解病人的一般情况，后采用开放式提问，进一步深入谈话内容。

4. 启发对方积极地参与谈话

要形成双向交流，不要一言堂。护士要鼓励病人及其家属提问，不保留地回答问题，要给病人思考、回答及提出自己的看法留出充分的时间。

5. 恰当地结束谈话

结束交谈前，需征求对方对本次交谈的看法，应再次强调本次交谈的要点，评估本次指导的目标是否达到，积极鼓励和肯定教育对象的表现，为下一次交流打下良好的基础。

（二）应用咨询法进行个别指导

"咨询"一词的含义有询问、商议、建议、忠告和给人以帮助等。护理健康教育中，咨询指护士对病人、家属及其他人提出的有关疾病、保健及生活中的各种疑问进行解答，帮助其避免或消除不良心理、社会、行为因素的影响，做出健康行为决策，以增进身心健康的过程。咨询是一种双向交流形式，为了弄清自己面临的健康问题或病情，人们往往急切地希望了解有关知识或信息；而护士通过回答病人或家属的询问，既可以向教育对象传递健康知识，又可以密切护患关系。应用咨询法进行个别指导的原则是：

1. 有针对性地回答询问

护士要细心听取所询问的问题，在了解病人基本状况的基础上，对病人的问题给予明确的答案。例如，病人问"我为什么会得冠心病？"护士在回答病人的问题前，要询问一下病人发病的具体情况，是否有家族史等，然后对病人患病的可能原因做出回答。

2. 恰当地回答咨询

病人或家属前来咨询的目的，往往希望得到正面的答复。护士在面对严重疾病问题时，既要说明疾病的危险性和目前的医学水平，又要鼓励病人正确对待疾病和人生，指出疾病的个体差异性，指出积极地配合治疗和良好的心理状态将有利于疾病的康复，向病人介绍一些同种病人康复和积极生活的实例。

3. 注意咨询的场所健康咨询一般较随意，可以在病房、门诊、家庭、办公室等处进行，对一般问题的问答不必回避他人。但涉及个人隐私及性生活等问题的咨询，应选择适当场合，并注意为来询者保密。

4. 注意咨询的态度和谈话技巧

护士必须以真诚的态度对待来询者，尊重他人的情感。熟练运用倾听、提问、反馈、非语言技巧等，创造良好的交流氛围。对一时答复不了的问题要如实相告，并说明自己将想办法解答或指出得到满意答复的途径。例如，"我对这个问题不太清楚，等我查查资料再答复你。"或"请你问一下××大夫，他会给你满意的解答，好吗？"

二、团体指导

团体指导是以小群体为对象开展护理健康教育的一种方法。相互依赖和情感支持，是人的基本社会需要。对病人来说，尤其需要这种依赖和参与，以了解信息、交流经验、相互帮助、获得信心和行为动力。常见的团体指导形式包括组织小组活动、专题讲座、组织病友座谈会等，多年来被广泛地应用在医院健康教育、社区健康教育工作中。尽管团体指导的形式有所不同，但是，有一点是相同的，即在组织实施团体活动之前，要确定参与对象和要达到的目标。

（一）用小组活动法进行团体指导

在健康教育工作中，小组活动是一种非正规的参与性学习过程。在这一过程中，小组成员是积极能动的参与者，他们通过集体讨论来反映和确定健康问题和教育需要，来共同参与行动计划。小组活动具有合作与民主气氛，整个过程就是教育者和教育对象之间的动态交流过程。鉴于小组形式和功能的独特优势，以小组为单位开展健康教育活动，已经成为护理健康教育的一种积极有效的形式。例如，门诊病人戒烟小组、新婚夫妇学习班、社区高血压病人自助会等。

护士是小组活动的组织者，开展小组护理健康教育的基本方法是：

（1）组成小组根据讨论的主题选择一些有着相似背景和共同需求与兴趣的人，一般以6～10人为宜。参加小组学习或讨论应是一种自愿行为，不可强迫参加。

（2）时间和地点的选择选择满足所有参与者的时间，根据讨论内容和参与者的情况确定时间长短，一般以1.5 h左右为宜。地点应选择舒适、方便、不受外界干扰的地方。可播放些人们喜爱的音乐，可以吸引人们的兴趣，调动人们的积极性。

（3）座位排列。座位排列是保证小组讨论成功的一个要素。座位应围成圆圈式或马蹄形，以利于参与者面对面的交谈。

（4）打破僵局，鼓励参与。小组讨论开始时，常常会出现与会者沉默不语的困境。预先设计一些组织讨论方法可以有效地克服这一局面。例如，使用宣传画、播放录像片、请有亲身体验的病人"现身说法"、轮流发言法、分散议论法等。护士要善于把握讨论方向，避免出现偏离主题、产生争议或个别人唱"独角戏"的局面。

（5）培养小组核心。小组活动初期可以根据对小组成员的了解指定小组负责人，护士应大力支持负责人的工作，使他们热心于小组活动，并逐渐成为小组活动的核心。当人们已经熟悉并形成一个相互依赖的团体，可以由小组成员自行推出负责人。

（二）用专题讲座法进行团体指导

专题讲座法适用于门诊病人的团体指导和社区群体的健康教育。专题讲座是护理健康教育者运用语言系统连贯地向教育对象传授知识的过程，具有内容系统、时间集中、参与活动人数较多、相对易于组织等特点。由于讲座是以"讲"为主要手段，因此，对护士的语言表达能力和组织能力有较高的要求。其方法与要点如下：

（1）做好讲座准备。要想讲好课，首先要备好课。讲座准备包括：①了解讲座对象，评估教育需求，以便做到有的放矢；②确定主题和内容，根据教育对象的需要和接受能力确定讲座内容，收集有关资料；③在熟悉听众、材料的基础上将讲座内容进行系统的加工整理，编写讲稿。

（2）把握讲座的基本技巧。①目的明确，重点突出。例如，围绕糖尿病防治，可以分成"什么是糖尿病"、"糖尿病的饮食疗法"、"糖尿病运动疗法"、"糖尿病病人的血糖自测"、"糖尿病的护理"、"如何进行胰岛素注射"等不同专题，进行讲授，切忌一次讲座的内容范围过泛。②内容科学，观点明确。无论是对理论的叙述、数据的引用或是对观点的解释都应该是准确可靠的。③有系统性和逻辑性。根据内容各个部分之间的联系，由浅入深，条理清晰，层次分明，特别是要抓住重点和难点，讲透彻、讲明白。④通俗易懂，深入浅出，激发人们的学习兴趣。

（3）适当运用演讲技巧。讲座过程中适当运用演讲技巧来调动听众的积极性，实现教学双方的动态交流是重要的。①要设计好开场白，以最快的速度吸引听众；②结束语是给听众留下的"最后印象"，应简明扼要地做出结论，并指明今后的行动方向；③运用语音、语调、语速、节奏的变化，表达不同的内容和情感；④适当运用手势、目光、面部表情等非语言技巧作为辅助性的沟通手段，保持与听众情感上的交流；⑤讲座时间不宜过长。在 45 min 的讲座中，听众最有效的时间是前 15 min。因此，较长的讲座应安排适当的中间休息时间或在讲座中穿插生动活泼的对话、发言等，请听众阐述他们自己的见解或介绍自己的经验，讲座效果就会大大提高。

（4）恰当地使用辅助教具。辅助教具是配合讲座用的一些教学用具和材料，如黑板粉笔、挂图、模型、投影片及多媒体教学等。这些教具和材料是讲座内容的补充和扩展，不仅能强化主题，加深印象，还能营造出生动活泼的讲课气氛，但应事先准备完善，以便在讲座中恰当地使用。

（5）答疑。在讲座结束前，要留出一段时间给听众答疑。答疑可以是即时提问的方式即问即答，也可以让听众把问题写在纸条上，讲授者收集总结后一并给予回答。最后，对大家的参与表示感谢。

三、演示与练习

演示与练习是进行操作技能训练的一种教学方法。操作技能是指运用知识和经验执行一定活动的能力和技巧。例如，指导病人家属学习如何测量血压，教会婴儿的母亲如何在家庭中配制口服补液盐。技能的形成要经历定向（通过观察、理解形成印象）—模仿—熟练等环节，学习技能，离不开反复观察、练习和具体操作。演示与练习法是提高教育对象的自我护理和家庭护理能力的基本方法。

演示又称示范，是护士配合授课内容，把实物、模型、标本等直观教具展示给教育对象，或给教育对象做示范性实验。练习，则是在演示的基础上，指导教育对象按照要求和操作步骤，实践这一正确操作的过程。演示与练习突出了病人健康教育的实践性和实用性，为教育对象提供了巩固知识和提高技能的机会。

（一）方法与要点

（1）做好课前准备：①教具齐备；②撰写教学指导，内容包括教学目的、内容和要求，具体的操作步骤，考核评价的方法。

（2）演示前向教育对象介绍演示的目的、内容、方法、步骤、观察要点和注意事项。

（3）面向全体教育对象进行示教，保证每个人都能观察到正确的操作步骤。操作时应与语言指导结合进行，鼓励教育对象随时提问。教育对象较多或技术较为复杂时，可分组进行或请助手帮助。

（4）在培训者指导下，教育对象独立或分组按照教学指导完成具体练习。

（5）对教育对象的操作质量和结果做出评价。评价方法可采用观察、交流、简短问卷、提问、检查表等。

（二）自我护理操作技能训练示例

【叩背训练】

目的：振荡气道内的分泌物，以利于排除。

适应证：肺部疾患、长期卧床者。

禁忌证：胸部外伤、肋骨骨折、气胸、胸腔出血者。

方法：病人可侧卧、坐位、直立位。

（1）首先向病人和家属介绍卧床病人翻身、叩背的意义。

（2）和家属一起帮助病人翻身。

（3）护士示范叩背的手势和动作要领。边做边解释。具体方法是：将手呈杯状，在病人肺底部开始(胸背部)行有利叩击，力度以病人能够耐受为宜。每次叩背 5～10 min，4～6 次 / 天。同时，鼓励病人咳嗽。

（4）让操作者（家属）按以上步骤重复操作，直至掌握基本技能为止。

（5）巡视病房或再次进行家访时，了解评估病人家属对叩背技能的掌握和实施情况。

第十一章
患者健康教育的技巧

01 护患关系技巧

护患关系是医院诸多人际关系中最基本、最重要的人际关系，护患关系的好坏，对病人态度的取向和护理工作的质量有直接影响。许多护理实践已证明，不良的护理关系不仅会增加病人对护士的不信任感，产生不配合行为，而且还会导致病人对护理工作的不满，造成病人投诉和医疗纠纷。因此，建立良好的护患关系是病人教育的必要前提。

一、护患关系的基本概念

（一）护患关系的定义

护患关系是指护理人员与病人为了治疗性的共同目标而建立起来的一种特殊的人际关系，其特征为护理人员对病人表达接纳、信任、了解、诚实和同情等。

（二）护患关系分类

1. 主动—被动型关系

即以传统生物医学模式理论为指导，以护士为主体的护患关系。在这种关系中，护士扮演照顾者角色，护士的行为模式是"为病人做什么"，病人处于被动接受照顾的服从地位。此关系适用于缺乏交际能力的昏迷病人、新生儿和精神病人。

2. 指导—合作型关系

即以生物—心理—社会医学模式理论为指导，以护患双方互动为前提的护患关系。护士扮演指导者、协助者角色，护士的行为模式是"教会病人做什么"，病人以主动配合护士治疗为前提，此关系适用于有交际能力的病人。

3. 共同参与型关系

病人不仅主动配合，而且还参与对自己治疗、护理的讨论，是双向型关系，这种关系是深层次、高质量的现代护患关系模式。它不仅告知病人做什么，而且还帮助病人自己学会如何做。因此，适用于对病人的健康教育。

二、护患关系的特点及其原则

（一）护患关系的特点

（1）护患关系是一种工作关系，护士应全面了解病人的生理、心理、社会需要，并以满足病人需要为前提。

（2）护患关系是一种信任关系，护士应尊重病人的权力，维护病人的利益，保护病人的隐私，对病人有同情心，鼓励病人表达情绪感受，取得病人信任。

（3）护患关系是一种治疗关系，护士应设定合理的限制，着重于现实，即"此时"、"此地"的治疗需要，谨慎处之。

（二）建立良好护患关系的原则

1. 独特性原则

护患关系是发生在特定的时间、地点和特定的人物之间的关系，这种关系随着护理人员、病人和时间的改变而改变，它无法重复。

2. 短暂性原则

护士与病人建立人际关系是职业和治疗的需要，病人则因为疾病或健康问题才与护士接触，以求得护士帮助。当护患双方结束需求关系后，这种人际关系就会结束，因此，护患关系是短暂的。

3. 目的性原则

护患关系的建立是护士评估病人健康需求、确定教育目标、执行教育计划的途径，其最终目的是为了促进病人的健康。病人在人际关系环境中获得学习生活及社会交往的能力，护士则在人际关系环境中获得学习专业的能力。

4. 专业性原则

护患关系建立的焦点是满足病人的情绪需求，而非护士的情绪需求。因此，它有别于社交性人际关系。在护患关系的互动过程中，护士有责任掌握治疗性互动的主动权，如与病人会谈的时间、地点、长短与次数等。

5. 可分期性原则

护患关系的建立随时间的推移而有不同的发展秩序，虽然各步骤在时间上没有明确的区分，但从关系建立初期到结束，大致可分为介绍期、工作期和结束期。各阶段的发展除了有时间秩序外，每阶段也有不同的特色。

三、建立护患关系的技巧

在病人教育中，护患关系的建立和发展大致经历以下三个阶段。

（一）介绍期

即病人入院的初期，此期护士的任务是让病人尽快熟悉医院环境，明确建立护患关系的目的，主动参与护患关系的互动过程。其技巧是：

1. 建立"第一印象"

第一印象是形成护患之间相互信任关系的先决条件，良好的第一印象可大大缩短建立信任关系的时间，起到事半功倍的作用。建立第一印象的基本方法是以恰当的称谓称呼病人，主动向病人作自我介绍，告知病人建立护患关系的目的，使之做好与护士进行交往的心理准备。

2. 消除陌生感

主动介绍医院环境、病房设施，管理规定及病人可利用的个人空间等，帮助病人尽快适应住院环境，消除紧张、焦虑心理。

3. 建立信任感

及时收集病人的入院资料，了解病人的教育需求，说明将要为病人提供教育服务的内容，并遵守承诺，取得病人信任。

（二）工作期

工作期指开始执行教育计划到病人出院之前。此期，护患交往是围绕教育计划的实施而进行的，护士的任务是帮助病人明确健康教育的意义，主动参与教学活动，增进并巩固护患间相互信任的关系。主要技巧是：

1. 建立教与学的互动关系

鼓励病人积极参与教学，应用教学反馈和问题解决技巧激发病人学习动机和学习兴趣。

2. 维持治疗性关系

接纳并尊重病人，保护病人隐私，提供有助于病人体验正向情绪的环境，帮助病人努力完成教学计划，建立良好的遵医行为。

3. 提高沟通效率

判断病人的沟通能力,巧用倾听和非语言交流技术暗示病人大胆提问,引出话题,打破僵局。

（三）结束期

指病人出院或护士离开病房时（休假或调离）。此期护士的任务是预测结束期可能面临的问题，帮助病人做好结束期护患关系的心理准备，成功地结束关系。主要技巧有：

1. 增强病人的独立性

了解病人对结束彼此关系的感受，观察病人有无过度依赖、沮丧、退缩行为，引导病人勇敢、乐观地与他人建立新的关系。

2. 提高病人的满意度

在离开病人或病人出院前及时评价教育结果，肯定其所取得的进步，收集病人对教育工作的反馈意见，交代出院后注意事项，允许病人表达意愿，必要时建立出院后咨询关系，提供院后教育服务，使病人满意地接受结束护患关系的现实，重新建立其他关系。

02 | 护患沟通技巧

沟通是建立护患关系的必要条件，在护士与病人的教学互动关系中所发生的任何事件，都会有沟通的成分，没有沟通就无法进行有计划、有目的的教学活动，没有沟通也无法实现健康教育的目的。因此，沟通是教学活动不可缺少的重要技能。

一、护患沟通的基本概念

（一）护患沟通的定义

沟通是人与人之间信息交流的过程，是人与人之间信息的传递，它包括意见、情感、想法等的交换，借助语言、文字、表情、手势、符号等方法来传达。护患沟通是一种以治疗性沟通为重要模式的复杂的过程。在护患沟通过程中，护士作为健康照顾者，主要作用是为病人提供信息，给病人以指导和咨询，帮助病人清楚地传达信息的内容，解答病人的疑问。护患之间这种治疗性沟通被认为是帮助病人克服暂时压力，适应环境变化，与他人和睦相处，并能帮助病人克服自我实现中的精神心理障碍的一种技能。

（二）护患沟通的意义

（1）有利于维持和增进良好的护患关系。沟通是改善病人症状及解决其心理问题的最佳护理方法，它有助于护士与病人建立具有治疗性的人际关系。

（2）有利于收集资料。通过沟通可获得完整的病人资料，为确定教育目标，制订教育计划，评价教育效果，提供可靠依据。

（3）有利于解决病人的健康问题。通过沟通可澄清病人潜在或现存的健康问题，尤其对影响病人健康的心理问题，可通过直接疏导，解开病人情绪上的症结。

（4）有利于增进病人对护士和护理工作的理解、信任和支持，确定病人对护理工作的满意度。

（5）有利于增进病人健康教育。通过护患沟通可了解病人对健康教育的需求，为病人制订有针对性的教育计划。

（三）护患沟通的途径

1. 语言沟通

语言沟通包括口语与书写的沟通。口语的沟通可利用面对面的交谈、电话、录音机及电视等方式传递信息。书写沟通则可利用信件、记录、书籍等方式。人与人之间的沟通35%是运用语言性的沟通，它的优点是能精练、清楚、迅速地将信息传达给对象，不足是语言会受个人的意识影响，且随个人的文化、社会、经济等背景及教育程度而产生不同的信息传递效果。例如，在对待疾病与健康的问题上，许多人具备了一定的健康知识，但对护理人员的专有名词不一定了解，这就影响了护患之间的沟通。因此，有效的沟通应建立在彼此能懂的语言上，这是非常重要的。护理人员应评估病人的教育程度和理解能力，以便选择病人能听懂的语言和合适的词语来表达信息。这一点对学习能力较差的小儿、盲人、聋哑人和老年人尤为重要。

2. 非语言沟通

即不使用语言的沟通，它包括的信息是通过身体运动，利用空间、利用声音和触觉产生的，非语言沟通的目的是使互动中的双方都能有效地分享信息。虽然非语言沟通不包括语言，但非语言交流可以是有声的，也可以是无声的。例如，经历痛苦的病人发出呻吟或尖叫是有声的非语言沟通，而护士脸上的微笑或皱眉则为无声的非语言沟通。此外，非语言沟通可以是有意识的，也可以是无意识的，护士在告诉有关一种新降压药可能出现的副作用时，脸部表情严肃认真，这时她进行的是有意识的非语言沟通。例如，一个病人看上去像是在与护士进行愉快轻松的谈话，但此时护士脸部表情却显得恐惧不安，而病人并不清楚她脸部的表情，这就是无意识的非语言行为。

二、护患沟通技巧

（一）交谈技巧

交谈是一种特定的人际交流方式，通常涉及提问和回答，并带有互通信息或增进治疗效果的目的。

1. 交谈的类型

（1）互通信息性交谈。交谈的目的是为了获取或提供信息，在互动中它主要强调内容，较少强调关系（情感）。常见的互通信息性交谈有入院时交谈、病史采集交谈和健康教育交谈等。

（2）治疗性交谈。即医护人员与带有精神心理问题的病人之间的交谈，它侧重于帮助病人明确自己的问题和忧虑，并帮助病人顺利通过个人的身心障碍。

2. 交谈过程的分期

（1）准备期。主要任务是为与病人的首次会面制订计划。准备的内容包括：病人健康评估表、有针对性的健康教育材料、病人的病情及近来的治疗进展，除此之外还应确定交谈的地点和时间。

（2）起始期。主要任务：①建立信任和理解的治疗性气氛；②阐明目的；③与病人约定合同（包括时间、会面地点、每次交谈持续的时间、交谈次数、所讨论的问题及结果计划等）；④建立共同目标。

（3）探讨期。主要任务：①帮助病人探讨他们的个人问题；②帮助病人调整由于讨论痛苦的问题而产生的情感；③帮助病人发展新的应付技术。探讨期可直接运用沟通技术，如要求澄清，询问矛盾，提出自己对病人问题的解释。

（4）结束期。主要任务：①为终止交谈作安排；②总结问题和任务的完成情况；③支持病人表达他们对结束的想法。

上述四期在交谈过程中是相互融合的，四期时间的长短要视交谈的目的、病人问题的严重性、护士交谈的技巧和出现问题的数量而定。一般说来，如果目的是互通信息，病人个性完整或只有单个问题时，所需时间要短得多；但如果目的是治疗性的，病人个性严重紊乱或有多个问题时，所需时间则要长。

3. 交谈中的沟通技巧

（1）提问。提问是交谈的基本工具，交谈者能否提出合适的问题是有效交谈的重要技巧，提问的方式有以下三种。

1）开放式提问。这种提问比较笼统，能诱发病人说出自己的感觉、认识、态度和意识，有助于病人真实地反映情况。因此，在谈话开始阶段最好用这种提问方式。常用的句式为："怎么"、"什么"、"哪些"。例如："您今天感觉怎么样？""您好像很不愉快，您现在有什么感觉？""您睡不着时，经常服用哪些药物？"开放式提问有助于病人开启心扉，精神发泄，并支持他们表达被抑制的情感。

2）封闭式提问。这种提问方式比较具体，只需要简单的一两句话就能说明具体问题或澄清某些事实。封闭式提问常用于收集资料、采集病史或获取诊断性信息。它在互通信息性交谈中较常使用，而在治疗性交谈中则较少应用。封闭式提问的优点是病人可以很快地、坦率地做出特定的反应，可以很快地回答，效率较高。此外，这类问题不需要病人进行深入的反省，同时又为医护人员提供了有价值的信息。其缺点是不允许病人解释自己的情感、思想，或提供额外的信息，它会抑制沟通，降低病人的控制感。封闭式提问举例："您感到您的呼吸比昨天好些、差些，还是基本一样？您的家庭中有心脏病史吗？您愿意学习有关您患病的健康知识吗？"

在交谈的过程中，什么时候运用开放式提问，什么时候运用封闭式提问，应根据交谈的目的具体情况具体分析。一般来说，了解病人健康问题的阳性资料时运用开放式提问，而在核实或澄清病人的反应时，运用封闭式提问。

（2）重复。重复是护患沟通的一种反馈机制，通过重复，护士可以让病人了解自己在倾听他的讲述，并理解他所谈的内容。重复可给病人一种自己的话有人倾听，正在生效之感，从而增强交谈的自信心。重复的潜在原理是当病人感到他的话有效果或被理解时，就会感到被鼓励，从而继续讲述，并进一步思考。重复作为一种沟通技巧，它包括对病人语言的义释和复述，虽然在技术上护士可以重复病人的确切词句，但如果用略微不同的词句去重复病人的话可以显得较为移情化，较少机械化。形象地说，护理人员的重复对病人来说犹如回音壁，护士对病人回答问题时所作出反应的关键就在于重复或复述，它有助于护患更深入地理解和证实对方的认识、态度及其反应。重复常用的方法是护士将自己的反应加在病人语言之前，如："我听到您刚才说……"、"听起来似乎……"、"根据我个人的理解，您说的是……"。使用这样的开头语可帮助护士移情入境，并通过表达自己重复病人谈话的意向来帮助病人。

（3）澄清。澄清是将病人一些模棱两可、含糊不清、不够完整的陈述弄清楚，同时也包含试图得到更多的信息。澄清的常用语句是："您的意思是……"、"我不明白您所说的，能否告诉我……"。总之，澄清有助于找出病人问题的症结所在，有助于在交谈时增加参与者沟通的准确性。

（4）附加语。使用附加语可鼓励病人继续进行语言表达和交流。常用的附加语有"嗯"、"是的"、"接着讲下去"、"我明白"等。这些简短的对答可使病人知道护士对他的谈话是感兴趣的，有助于激发进一步的交流。

4. 交谈中的语言技巧

（1）称呼病人的语言技巧。称呼是护患交流的起点，人们对自己的称呼是十分敏感的，尤其是护士与病人初次交往，给病人的"第一印象"如何，往往会影响以后护患交往的正常发展。因此，在护理活动中，护士称呼病人应有所讲究，其主要技巧是根据病人的身份、年龄、职业等具体情况，因人而异力求准确恰当。如病人是领导、干部、知识分子，一般称职务、职称或称"首长"、"同志"；如是工人，则大多称"师傅"；青年病人多称"小＋姓"或"小＋姓＋同志"；农民病人可根据年龄、性别，称"同志"、"老同志"、"老大爷"、"老大娘"、"大嫂"等。近年来，对男士、女士比较习惯称"先生"、"小姐"。当然，称呼病人也要与护士自身年龄等情况相适应，绝对避免直呼病人床号和呼名带姓，这些称呼会招致病人反感，影响护患沟通。

（2）解释病情的语言技巧。解释性语言是健康教育，心理治疗与护理的基础，它能帮助病人认识疾病，解除恐惧心理，改善紧张情绪，促使病人改善心理状态和行为方式，从而达到减轻病痛和提高治疗效果的目的。解释性语言多用于治疗、处置前后和手术前后护理及向危重病人家属进行解释。如对心脏病病人执行膳食医嘱时，护士不仅要告诉病人吃什么，还需采用解释性语言说明为什么要吃这些膳食，使其明白其中的道理。护士运用解释性语言除了要掌握护理用语通俗明了的大众文化语言外，还要掌握和运用婉转的修饰艺术。如把"不良"说成"不够满意"，把"无法医治"说成"好得慢些"，把"癌"说成"肿瘤"或"肿块"，等等。总之，是否给病人解释病情，解释到什么程度，以什么样的语言方式解释，要根据病人的具体特点和疾病的种类、程度等而定。

（3）劝服病人的语言技巧。医护人员的专业知识和技术特长，在病人及家属心目中享有一定的威信，这种内在号召力，容易使病人产生信赖感和服从感。病人到医院求医、住院、诊疗的目的是为了解除疾病的痛苦和威胁。他们总希望了解自己患的是什么病，病情轻重程度，有无特效疗法，预后如何，等等。有些病人为了尽快康复，特别重视医护人员的嘱咐和要求。因此，在医院特殊的医疗环境中，运用劝服技巧，对病人及家属健康信念的建立、卫生行为的改变具有重要的作用。劝服的技巧是要站在病人的角度，积极倾听病人的叙述，采取接纳的态度，建立密切的护患关系，避免不成熟的建议或承诺，以免增加病人的心理负担或导致医疗纠纷。劝服病人时，要考虑不同类型病人的特点，让病人有提问的机会，并通过科学的事实有理有据地解答病人的问题，增强语言的说服力。劝服中应保持语言的朴素，避免劝告和说教的语气，因劝告能将相互作用的中心移到医护人员的需要和观点上，而不是基于病人需要和观点，而说教不能促进相互关系，只能使沟通停滞。因此，在"一对一"的面谈中，使用会话式的劝服，其效果是不可低估的。

5. 阻碍有效交谈的行为

（1）刺探。用刺探性口吻询问病人不愿说出或不可能说出的信息，容易增加病人的防备感。

（2）劝告。劝告导致的结果是将相互作用的中心转移到护士的需要和观点上，而不是基于病人的需要和观点，不利于促进与病人的沟通。

（3）错误的保证。不负责任的保证，将病人的忧虑一带而过，实际上并不能帮助病人解决问题，反而会增加对护士的不信任感。

（4）说教。在与病人交谈中，过分责备病人，以护士的意志和教训的口吻进行交谈，这样做不能促进相互关系，只能使交谈停滞。

（5）轻视。以轻视的态度对待病人、对病人进行评价性判断，这样做容易限制对病人忧虑的深入讨论，阻碍有效的交谈。

6. 交谈时的注意事项

（1）正确称呼病人、主动作自我介绍。

（2）保持合适的距离、姿势、仪态及眼神接触。

（3）安排适宜的交谈环境，根据病人的需要调整适当的交谈类型及过程，尤其对具有沟通障碍的病人，如耳聋、语言障碍或危重病人应修正交谈步骤。

（4）尊重病人隐私及拒绝回答问题的权利，避免使用批评、威胁或阻碍沟通的语言。

（5）防止出现下列干扰交谈进行的不当沟通方式：①突然改变话题；②不适当的保证；③过分表达自己的意见；④连珠炮式的提问；⑤对病人的问题答非所问；⑥对病人的行为加以猜测；⑦过早下结论。

（二）非语言沟通技巧

1. 非语言沟通的作用

（1）表达情感。通过非语言行为，人们可以表达他们的喜悦、愤怒、失望和恐惧。

（2）调节互动。非语言沟通可以调节人们相互间信息的传递。非语言的暗示，如点头、对视、皱眉、降低声音、改变体位、靠近对方或离开对方，所有这些都调节着信息的传递。

（3）验证语言信息。即验证和确认互动中的语言。当语言和个人表达的情感相匹配或相一致时，就会产生有效的沟通。如果一个病人说："我感到好极了"，但看上去显得烦躁或一脸怒气，出现非语言内容与语言内容传递的意思不一致，使他人难以对这位病人作出反应。

（4）维持自我形象。人际交流的互动就像一个舞台，人们承担种种角色，并将他们表演出来，非语言沟通可以帮助人们在他人面前恰如其分地表现自己的形象，也可帮助人们表现他们想在他人面前表现的形象。在任何一个互动中，人们都有维持自身形象的愿望。例如，一位新入院的病人，他迟迟不愿脱去西装革履的制服而换上休养服，这种非语言的暗示表明，他想告诉别人，他是一个有身份的人，希望受到别人的尊敬。

（5）维持相互关系。非语言沟通有确定关系的作用，非语言暗示有助于人们相互交流各自体会的相互关系，通过非语言沟通，人们可向他们传递诸如地位、影响等相互关系。当护士靠近病人坐着时，这种方式表达了一种共同控制的感觉，而当护士在病人周围徘徊时，则意味着护士处于支配病人的地位。一个和蔼可亲的表情向他们传递了友好的关系，而一副生硬的面孔和生硬的语调，则向他人传递了冷漠和疏远的关系。

2. 非语言沟通技巧

（1）体语，包括手势、姿势、身体运动、面部表情和眼睛运动。体语可分为以下五大类：

1）标记动作。标记动作能取代语言，常易被他人理解。例如，将食指垂直放在唇前发"嘘"声；摇头表示"不"；招手表示"来这儿"。标记动作可用于与聋哑人或不能说话的病人进行交流时使用。例如，上呼吸机的病人，可用标记动作的手语训练，学会表达需求的交流技巧。

2）指示动作。指与语言沟通信息保持一对一相互关系的身体运动。当一个人指明方向时，此手势就是指示动作。指示动作在健康教育中较为常用，如教病人深呼吸，教病人如何更换敷料，如何自我注射胰岛素，等等，有意识的指示动作可以帮助完成和加强护士所说的内容，提高教育效率。

3）情感表达。主要是脸部肌肉的运动，这些运动能表示个人的情感，如恼怒或快乐，软弱或坚强，振奋或压抑。情感表达可有意无意地表现出来。因此，护士对病人情感表达的反应应保持谨慎，尤其是在健康教育时，对接受能力较差的病人，避免出现负面情感表达。

4）调节动作。用于调节和维持交流的进行，调节动作包括眼、面部及头的运动。例如，说话中向对方点头则表示"说下去"；说话时用眼始终看着对方意味着可继续交谈，而看别处则意味着谈话该结束了。由此可见，调节动作可帮助交谈者控制交流的进行。

5）适应动作。与调节动作不同，适应动作不是用在二人谈话过程中，而是用于孤独一人时，它是孩子时养成的非语言反应。如搔头皮、咬或舔嘴唇、玩铅笔、敲指头、晃腿等。这些动作常被用来满足人们的基本生理要求和对情感的控制，以利于个人适应焦虑、紧张和压力感。

（2）空间效应，指人们怎样利用和理解沟通过程时的空间。它包括个人空间、私人领域和距离。病人入院一般都有个人空间和私人领域的需求，因为个人空间向病人提供了自我感、安全感和控制感。当个人空间被侵犯时，就会感到受威胁，因为它破坏了人们心理内环境的稳态，容易产生焦虑和失控感。下面一些简单的方法可协助病人减轻由侵入和失去个人空间所造成的焦虑。

1）给病人以尊重，使病人认识到医院里有属于他们个人的领域、物品和隐私权力。

2）给病人以控制，允许病人在个人领域方面拥有决策权，让病人控制门的开关，窗帘的放下或拉开以及床头桌私人物品的摆放位置。

3）给病人以信息，护士要认识到病人的个人性，对直接或间接影响病人的活动和操作给予必要的说明和解释。

4）关注病人隐私的需要，如有可能，应尽量避免暴露病人的身体，使病人对不得不侵犯私人隐私的活动产生不适感降到最低限度。

空间效应的另一个方面是"距离"对人际沟通的影响，距离在人际互动中发挥重要作用。人际交流的距离主要有以下四种：

1）亲密的距离。0.3 m，可感到对方的气味、呼吸，甚至体温，人们处于此距离时能互相触摸、安慰和爱抚，谈话的声音常是柔和的，甚至是耳语。人们常选择性地允许他人处于此距离，一般对亲密的朋友才如此。在医疗护理中，常在给病人做某些治疗或护理操作时用此距离。如给病人做口腔护理、会阴护理等。有些病人愿意接受并感激护士在这种距离下的护理操作，对另一些人，如护士突然进入亲密的距离或在病人没有心理准备时进入这种距离，会使病人产生更多的不适感。

2）个人距离。0.3～0.6 m，即一臂之长。人们用此距离与亲朋密友或好友谈话，声音柔和适中。医护人员常用此距离向病人解释检查或治疗步骤，进行术前指导和床边健康教育等。

3）社会距离。1～3 m，在工作单位或进行社会活动时常用此距离。说话时声音通常正常或稍响。在医疗活动中，医生、护士站在病房门口与病人说话，写病程记录或作健康评估时常用此距离。

4）公众距离。3～7 m，在此距离说话时声音常放大，非语言行为如姿势、手势常是夸张的，护士在为病人做集体健康教育时可用此距离。

（3）类语言。指伴随语言交流中出现的"哪"、"嗯"等声音，这些声音是在人们运用语言时产生的。声音在表达情绪上起到38%的作用，而语言只起7%的作用，面部表情则起了余下的55%的作用。语调、语速及语音的不同特征，在沟通时会产生不同的效果。如护士讲话平稳，音量适中，使病人感到轻松、舒服、愿意表达内心的情感；护士讲话过于激动，讲话快，声音又高，使病人感到胆怯、发窘、不舒服，难以表达内心情感；护士讲话缓慢无力，声音单调乏味，使病人感到沮丧，不可信赖，缺乏安全感。可见类语言在人际沟通中的重要性。类语言的成分主要包括：

1）音质，是一种用以区别我们和他人的物理特征，它包括音域及音调的控制、嘴唇的控制、清浊发音、节奏、共鸣及音速等。每个人的声音都有其独特性，有些人声音低沉、浑厚、有共鸣，有些人则声音高、尖细、有鼻音。

2）表达特征的声音，即当人们在笑、哭、哼、呻吟、叫、耳语、咳嗽和叹气时如何运用他们的声音，每个人在发上述声音时都有特定的方式，从如何哭笑可反映出人们的特征。

3）声音的修饰，包括声音的强度、音调的高低、声音的长短。

4）声音的分离，指说话时插入的一些感叹词或停顿，如"嗯"、"啊"、"哈"等。

（4）触摸。触摸是非语言交流的特殊形式，触摸有各种不同的形式，并能传递各种不同的意思。例如，握手、抚摸头部、肩部、背部，可使病人感到护士的关怀与慰藉。但采用触摸技巧时，一定要考虑病人的性别、年龄、社会文化、风俗习惯等因素，避免发生不良反应。运用触摸技巧时应注意以下几点：

1）根据不同情况采取不同的触摸形式。只有采取与环境场合相一致的触摸，才有可能得到积极的结果。例如，当一个人被告知了悲痛的消息，此时，护士将手放在悲痛者的臂上可得到好的反应。相反，对一脸怒气需要发泄的病人采用这样的触摸就会适得其反，此时让他发泄愤怒比安慰的效果更好。

2）谨慎采用亲密性的触摸形式。对不愿与他人形成亲密关系的病人，会对某些触摸形式和暗示亲密的姿势感到不舒服。而对小儿和熟悉的病人，此种形式与他们相互关系的性质相一致，且亲密程度是双方都喜欢的，就能很好地被接受。

3）观察接受者对触摸的反应。病人在触摸后出现诸如离开、恐怖表现，脸部肌肉紧张、焦虑的表情和姿势都是对触摸否定的反应。如果一个人被触摸后显得放松或舒服，是触摸被有效接受的表现。

4）对有误解的处理。在触摸被误解的情况下，可通过语言资料补充触摸姿势。在某种情况下，由于对个人触摸的理解具有很大差异，所以触摸时需用语言方能使对方获得较准确的理解。在医疗护理过程中，只有当护患双方都对触摸感到舒适，并能运用触摸估计治疗效果时，触摸才将成为一种非常有价值的交流形式。

（5）沉默。沉默是一种非语言反应，当护士与病人面谈时，沉默有时能促进交流情感，增进了解，但有时也能导致误解或厌烦。护士应善于分析和对待会谈时出现的沉默，对沉默作出恰当的反应。如当病人控制不住情感而哭泣时，护士必须保持沉默，不宜过早地打破这种沉默，运用适当的表情、神态给病人以安慰和同情。

（6）倾听。护士专心倾听病人的诉说，不仅能减轻病人的心理负担，消除紧张、焦虑的不良情绪反应，而且有利于良好护患关系的形成与发展，倾听的技巧有以下几种。

1）专心致志地听。与病人谈话时，护士心神专注，保持目光的接触，不能有分心的举动，如精神涣散、看表、与他人谈话或打断对方的谈话等注意力不集中的表现。

2）检查和核实自己的感觉。护士一边听病人陈述，一边观察其非语言的信息，以便对病人所谈的问题有全面深入的了解。如有模糊不清的问题，护士可通过进一步的询问，把问题澄清。

3）及时作出反应。对病人所谈的有关对健康和疾病的认知、态度、反应、期望、要求等问题，护士可根据实际情况及时作出恰当的反应，如表示理解、同情、支持，给予帮助、解释等。护士作出反应时切忌流露不耐烦或反感的神态或者作出不负责任的许诺和结论。

（7）环境。非语言交流也包括那些能影响人们相互关系的环境因素，包括光线、噪音、颜色、温度、家具安排和建筑结构等，这些因素均能影响信息传递的形式及人们互动的舒适或不舒适程度。非正式的，不受强制的、私人性的、熟悉的、封闭的和温暖的环境会产生更多的人际沟通。环境在护患交流中不是无关紧要的中性因素，它能促进或抑制在该环境中的交流。因此，护理人员要对环境因素给予高度的重视，努力创造有利于护患交流的环境。

03 | 知识灌输技巧

知识灌输是健康教育的主要方法，知识对形成健康的行为十分重要，病人健康知识的获得主要依赖于医护人员的健康教育服务。因此，掌握知识灌输技巧对满足病人健康需求，提高健康教育效率十分必要。

一、常用的知识灌输技巧

（一）讲授

讲授是指教育者通过循序渐进的叙述、描绘、解释等向学习者传递信息，传授知识，阐明概念，以帮助学习者理解和认识健康问题，树立健康的态度和信念。讲授的主要技巧是讲述、讲解和讲演，现分述如下。

1. 讲述

讲述是教育者用口述的方法，将教学内容传达给学习者。教育者可通过讲述，对学习者有重点、有条理并详细地说明教学的内容。一场正式的讲述时间，一般为 15～20 min，因为一般人注意力维持的时间大概如此。讲述的基本模式是有一个明确的开场白，首先介绍讲述者要讲述的主题、大纲的简介，然后详细介绍讲述的内容和要求。如向病人做术前教育和出院指导时即可采用此种方式，阐明护士教育的目标和病人学习的目标，根据目标要求讲述教学内容。讲述的基本要求是突出重点、注意启发、鼓励病人参与教学，提出问题，引导病人分析和思考问题，激发病人的学习兴趣，使之能自觉地领悟知识，避免照本宣科和回音壁式的机械讲述。

2. 讲解

讲解是教育者向学习者对要领、原理、现象等进行的解释。讲述与讲解各有侧重，在病人教学中常结合使用。例如，在为病人做术前教育时，护士可先讲述术前准备的基本内容，然后再具体解释某一项术前准备的方法、要求和配合要点。使病人不仅了解术前准备有哪些项目，而且还明确了各种准备的意义和配合要点，做好充分的心理准备。向病人进行讲解时要避免使用医学术语，尽量采用病人能理解和接受的大众化、口语化词语。例如，向病人描述全胃肠灌洗后可能会出现腹泻的症状时，就可用"拉肚子"代替"腹泻"一词，尤其是一些操作性医学术语，在讲解时尽量转变成大众语言，如注射—打针，输液—打吊瓶，备皮—剃毛，清洁灌肠—洗肠，鼻饲—管喂等。

3. 讲演

讲演效果的好坏，主要取决于讲演者的口才、个人魅力、讲演内容的吸引力和讲演过程中恰当的举例及能否有效地应用非语言技巧。在病人教育中讲演通常用于健康知识的专题讲座。为使学习者在有限的时间内系统学习和掌握一门知识，讲演者必须做好充分的准备，讲演时力求口齿清晰、语言流畅、生动活泼、用语贴切、层次分明、音量适中，声调要有变化，避免口头禅，"嗯！""啊！"等；态度要自然大方，从容不迫，和蔼愉快，笃实诚恳；表情要适度，切合内容，面带微笑；手势要加强，但勿过于夸张；目光要温和，自然、不紧张，注意巡视全场，多与听者有眼神的接触与交流；举止要文雅，服装整洁、大方，身体适度移动位置；精力充沛，热心指导，不敷衍应付。讲演过程中要善于应用板书、幻灯、投影、多媒体或实物等辅助教学，并注意抓住听众的注意力，应用提问和答疑等形式活跃讲演气氛。提问的形式要简明、扼要，能激发思想，最好用开放式的提问，少用封闭式的提问，提问后最好停3～5 min，让听者有时间思考。回答正确时应给予适当的反馈或增强物，以鼓励回答问题，包括口头上的称赞与肯定、赠送精美的小礼物等。提问时要掌握问话技巧，如果采用"有没有问题"来让学习者提问，有时会得不到问题，可采用以下提问法来引导问题的产生。如：我们先在这里停一下，好让各位有机会表达一下自己的意见：哪一位有过像这样的经验可以分享给大家，各位意见如何？一旦有问题出现，演讲者可给予正向的反馈：我很高兴您提出这样的问题（或意见）……，这个问题提得很好……，这种反馈不仅能提高提问者的自信心，也可鼓励其他听众积极提出自己的问题，活跃讲演气氛。

（二）阅读指导

阅读指导是护士指导病人通过阅读教育手册和参考书以获得知识或巩固知识的方法。病人健康知识的获得，固然有赖于护士的讲授，但要领会、消化、巩固和扩大知识还必须靠他们自己去阅读，护士应善于利用成人学习的特点，帮助病人掌握读书方法，提高自学能力。

1. 指导阅读专科教育材料

专科教育材料是病人了解专科疾病知识的基础教材，它包括专科教育手册、单张宣传教育纸、折叠卡、药品说明书、检查示意图、挂图、图片、壁报等。这些图文并茂的教育材料与讲述法并用，可收到事半功倍的效果。如护士给病人做术前教育时，可先指导病人阅读有关术前准备的教育手册，让病人事先预习，待护士到床边做具体讲解时，可通过直接提问法了解病人对术前准备项目的理解程度，针对病人尚未了解或理解错误的问题进行专项指导。这不仅能调动病人参与学习的积极性，而且还节省了教育时间，提高了教育效率。可见，阅读指导是一种行之有效的教育方法。但指导阅读的前提必须对病人学习能力、身心状态进行评估。每次阅读的内容不易太多，并应针对病人当前的健康问题指导其有针对性地阅读相关材料。

2. 指导阅读保健书籍

许多慢性病人重复住院几率较高，究其原因主要是缺乏自我保健知识和保健能力，致使疾病反复发作。病人虽然住院的几率高，但每次住院的时间相对较短，一般在缓解症状后即出院。对此类病人，仅仅依靠住院期间的健康指导很难帮助其建立正确的健康行为。因此，有必要通过指导阅读保健书籍帮助其系统掌握疾病预防、护理知识。近年来，随着保健医学的兴起，以慢性病、常见病、多发病防治为题材的保健书籍层出不穷，仅以糖尿病为例，市售的保健图书就达几十种。护士应熟知市售保健书籍的种类，学会利用权威性、科学性、可读性的保健书籍，帮助病人制订经济实用的购书方案和阅读计划，指导病人系统掌握自我保健知识，提高自我防护能力。

（三）演示

演示即护士通过展示实物、直观教具使病人获得知识或巩固知识，演示的特点在于加强教学的直观性，它不仅是帮助病人感知和理解书本知识的手段，也是获得知识、信息的重要来源。演示还是一种综合教学的技巧，它不但需要教育者示范操作，而且还要配合说明和讲解。演示技巧的主要作用是帮助病人学习自我照顾的技能，如胰岛素自行注射、自测血糖、尿糖、自行更换造瘘袋、如何使用拐杖走路和家庭常用护理用具等。

1. 演示的基本步骤

（1）演示者先解释操作的全过程，并示范一遍。

（2）演示者再重新、慢慢地示范并解释每个步骤、原理、方法及这个步骤如何与其他步骤相连贯。

（3）演示者再重新示范全部的步骤。

（4）请学习者叙述每个步骤，让演示者跟着做。

（5）学习者在演示者的指导下，先练习一些需要使用新技巧的步骤，再将每个步骤连贯起来，完成整个操作。

（6）学习者做完整个操作后，要解释操作内容及原理。

2. 演示的基本要求

（1）演示者应熟悉整个操作技术的原理及步骤，动作力求准确。如两人演示时，事先必须沟通清楚，避免二人在示范时动作不一致，给学习者造成困惑。

（2）演示前应对学习者的知识、态度、技能和学习新知识的能力进行评估，演示时尽量用简单易学的步骤教学，不一定要依照教科书上的标准程度。有些经临床使用后所修正的较简便的方法，更适合一般大众学习。

（3）演示者应备齐所用物品，并检查器材是否完好可用，所用器材应与病人出院后使用器材类型一致，以利病人熟练掌握。

（4）演示时要注意安排好场地，尽量让所有参与者都能看到示范的进行，若人数较多，可分组进行示范。

（5）演示时应注意控制时间，尽量一边示范，一边讲解说明，鼓励学习者发问，较复杂的技术或重要的步骤要多做几次，以加深印象。

（6）演示后应坚持让学习者重复练习，演示者应对学习者技术掌握程度做出评价。对学习认真、掌握比较快的学习者应及时给予表扬或物质奖励，以激发其他学习者的学习热情。

二、知识灌输教材的应用

教材是知识灌输的基本工具，合适的教材、教具能引起学习者的兴趣，使学习者易于了解学习内容，加强学习者对教学内容的印象，充实学习者的学习经验，使学习者能获得知识，且节省教育者的教学时间。

（一）选择教材的原则

1. 针对性

应选择能达到教学目标并能适应学习者个体需要的教材。当选择市售的教材时，应先对其内容进行审视，看是否与教学目标一致，提供的信息是否正确，组织编排的方式是否适应教学的需要，如市售教材无法满足教学活动，则需自己编制教材。在选择教材时应尽量避免"拿来主义"，即看到一份教学材料，觉得不错，就直接用在病人身上照本宣科，也不管内容适不适合病人的教学需要，尤其是护士在没有任何教学计划的情况下，这种情况很容易出现。因此，在选择教材时，应首先掌握好针对性原则。

2. 多样性

为引起病人的学习兴趣，教材的选择与教学方法的选择一样，应灵活多样，例如示范如何自测血压时，可采用教具与教材相结合的方式，让病人自行操作血压计，同时发给病人血压监测教育手册或折叠卡，通过多样化教材应用，帮助学习者更快地掌握教学内容，提高学习效率。

3. 使用性

一些特殊的教学和教具，在使用前应先熟悉其操作和使用说明，并预先进行练习。例如，放录像带、光盘、幻灯、投影、多媒体电脑等，在使用前必须进行检查、试用，以防止在讲授时，不会使用或出现障碍而拖延授课时间，影响授课效果。

（二）常用教材、教具的应用技巧

1. 文字教材

主要指书籍和印刷资料。文字教材因其取材方便，在病人教学中被广泛应用。应用文字教材的前提是学习者必须有阅读能力，因此，应用文字教材时，首先应对学习者阅读能力和身心状态进行评估；其次要检查内容是否适合学习者，印刷是否精良；最后是创造文字教学的环境和时机，环境嘈杂或病人刚做完手术或特殊治疗时不适合使用文字教材。

2. 图画教材

图画教材包括挂图、图表、图片、照片、壁报、连环图等。用图画教材显示教学内容，可引起学习者的兴趣，起到"一图抵千言"的作用。图画教材主要用于知识、技能的介绍、解说和示范。选择图画教材时应考虑是否可给视图者真实的印象，绘图的技术及艺术效果是否良好，图画有无中心思想，是否引起视图者的想象力，增进其对教材的理解。图画教材编制的主要技巧是注意图画排列的规则性、用色的明暗度，整体图画能体现动静态的协调统一。一般来说，要吸引人们注意，图画部分要够大，有可视性、色彩明亮、对比适度。图画的排列可采用不规则性，主题的位置可放于整张纸的中间偏旁一点，避免将主题放在整张纸的正中央，以免呆板单调，图画编排的最佳效果是图画内容有动态感、联想性和可视性。

3. 板书教材

常用的材料有黑板、白板和展板。黑板是最常见的板书教材，教育者可用粉笔书写文字或图画来揭示教学内容。白板因其具有磁性，除了可使用水性色笔书写外，还可吸附磁铁，以展示海报、图片等文字或图画教材。展板通常是用木料制作，大小和多少可根据内容要求设计，一般多用于社会性卫生知识宣教。如无偿献血宣教、戒烟宣教或艾滋病的预防宣教等。使用板书教材的技巧是：标题突出、内容单纯、文字简明、编排有趣、阅读有序。对黑、白板的应用要注意保持板面清洁，板书清楚，字迹够大，字体端正。板书时做到"三到"，即手到、眼到、口到。教育者用手书写黑、白板为手到；眼睛要不时注意学员的反应为眼到；边书写边讲解为口到。使用黑、白板教学时最好配合其他教材，如文字教材或教学大纲，以免学习前只顾抄板书内容而没时间独立思考。

4. 立体教材

即可让学员看见、触摸、感觉到的实物、标本或类似实物的模型，以加深学习者的印象。立体教材可因人施教，就地取材。例如，在介绍糖尿病饮食的份数计算时，可使用饮食分量模型，举例一份水果包括两个中等大的橘子，或一份蔬菜或一碟青菜。从模型中学习者可以清楚看到"中等大小"是多大，"一碟"是多大的碟，甚至可利用这些模型，立即请学习者当场配出一餐的饮食，更可加深学习效果。再如介绍乳房自检方法时，可采用能披在身上的乳房模型。选用模型的原则是模型要能配合教学内容，模型的大小、比例、结构色彩、形状要正确，活动或分解的模型要经久耐用并经济实用，同时还要考虑模型的来源是购买还是自制，需购买者要预算经费，若自制则要看有无时间和精力，是否划得来。总的原则是经济、适用、有效、可多次重复应用。

5. 常用教具

（1）投影仪。主要设备是一台投影仪和自制的投影胶片。使用此教具的优点是不需挡住场地内所有光线，便于教育者与学习者的情感交流和学员做笔记。其主要技巧是投影胶片的制作，制作方法包括手工写画、影印和电脑软件制作。手工写画可用油性或水性投影笔直接画在投影片上。影印则是方便、省时、省力的制作法，但需要一些硬件设备，如复印机或投影片制作机等。电脑软件是近年来制作投影和幻灯的一种新方法，目前市售的许多软件可以制作精美的透明片，如 PowerPoint，PhotoShop 和电脑绘图软件等。

设计透明片时要注意，图文不要超过投影机有效投射的范围。一张片子不要写太多的文句，最多 20 行字，字体大小以中文 3 号字、英文 3 号字为准，尽量选用相同的字形。虽然标题可选用与内容不同的字形，但差异不要太大，字体不宜太粗或太细，文字排列方向一致，字间距稍小于行间距，内容排序选用相同的符号或字数。透明片只做重点提示用，不应将整篇文章影印在投影片上，照本宣科。一张影片只要列一两个重点即可。虽然可以用插图增加影片的活泼性，但过多与内容不相关的花边、卡通、插图会使人眼花缭乱，转移注意力。若使用有色透明片，图文与底色不要使用同色系，否则远距离会看不清楚，只用一种颜色即可。字的颜色也要注意，颜色系列如黄色、褐色、粉红色不适合单独书写，只适用于上彩；红色适用于在重点字句下画线，但不适宜做全文的书写；褐色及紫色也不适于全面的书写，最适合全面文字书写的是绿色、蓝色及黑色。标点符号不要出现在一行的开始，版面的放置要适当。

（2）幻灯机。与投影仪一样，幻灯机在讲授知识中也有其独特的作用。幻灯片可随教育者的讲话步调放映，可作长时间的停留，也可以倒片。由于幻灯片有摇控设备，操作者可走动自如。但由于幻灯机需避光放映，如果内容不新颖，学习者易打瞌睡。近年，已有不需完全避光的幻灯投影设备，并与电脑配合使用，但费用昂贵，适用于演讲厅，病区教育场所不常见。一般幻灯片的制作可分手制、照相和多媒体软件制作，制作要求与投影片大致相同。

（3）录音机。录音机能提供听觉效果，可与其他视觉为主的教材互相配合。如在提供文字教材时，可配合内容播放音乐，也可以与只能放映影像的投影机或幻灯机配合，使教材更活泼，加深学习者的印象，提高学习兴趣。另外，一些行为训练项目，如渐进式肌肉放松训练，即可将指导语制成录音带，让病人自行播放，并随录音操作，以减少面授时间。

（4）录像机。录像机是知识灌输应用广泛的教具，录像机的操作方便，加上静止画面、快速前进、后退的功能，通过电视机可随教育者及学习者的需求做调整，和录音机有相同的优点。录像带与文字教材配合可以作为自学教材，适合正式教学，也适合个别学习。如外科病人的术前教育，其术前准备的共同项目就可制成录像带，组织手术病人进行集体收看，可提高教学效率。

（5）电脑多媒体视听器材。这是目前最先进且发展迅速的教学媒体，适合做自学教材，也适合团体教学。它的最大特点是可作双向沟通，即学习者可与电脑"对话"，一方面，电脑提供资料让学员接收并学习；另一方面，学习者可通过程序的设计，直接运用资料答题或完成一项工作，可立即提供评价。目前，有许多市售多媒体编辑套装软件可供使用，如图形影像处理软件、动画处理软件、音效处理软件等。目前，多媒体已成为教学的宠儿。

04 | 行为训练技巧

健康教育的主要目的是改变人们的不健康行为，培养、建立和巩固有益于健康的行为和生活方式。学习是行为发展的促进条件，行为学习的方式有两类，一是模仿；二是强化训练。为帮助病人建立有利于疾病康复的健康行为，必须掌握行为训练的技巧。本节重点介绍临床常见行为训练方法。

一、自我护理能力训练

（一）自理能力训练

1. 目的

提高病人生活自理能力。

2. 适应证

脑卒中、瘫痪、大手术后、外伤恢复期。

3. 方法

（1）洗脸动作训练。开始时让病人用健手洗脸、漱口、梳头，以后逐渐用患手或健手协助患手。

（2）更衣动作训练。嘱病人选取宽大柔软、式样简单、易穿着的衣服。让病人穿衣时，先穿瘫痪侧，后穿健侧，脱衣时先脱患侧，穿裤子动作顺序同穿衣一样。

（3）洗澡动作训练。最初护士要协助病人，沐浴或盆浴均可。洗澡时间不宜过长，逐渐增加次数，然后再逐渐让病人试行单独洗浴。

（4）进食动作训练。发病初期多由护士给病人喂食，以后逐渐过渡让病人自己试行进食。

康复期多以半流食为宜，逐步过渡到正常饮食。吞咽困难者需用鼻饲，以后可带着胃管训练从口进食，以流食或糊状饮食为主，待进食无呛咳或反流时，方可拔除胃管。

（5）排便训练。需视病人排便机能障碍情况而定，有便秘、尿潴留或二便失禁者，需给予对症处理。早期嘱病人在床上排便，由人协助或训练有关动作后，由病人自理，病情好转后，可搀扶病人坐位排便，逐步过渡到用轮椅上厕所或完全自理。

4. 注意事项

（1）各项训练必须有医生的医嘱，否则不宜实施。

（2）有些自理能力训练不是短期能完成的，需护士为病人作出训练计划，指导病人或家属回家后继续练习。

（3）自理能力训练必须在疾病恢复期实施，即在其他生理功能训练完成的基础上进行。

（二）自数脉搏训练

1. 目的

通过训练，使病人掌握监测脉搏的方法，以便及早发现病情变化。

2. 适应证

各种心脏病、甲亢、肺心病等。

3. 方法

（1）让病人取舒适体位，最好坐位。

（2）让病人将左手伸展平放，前臂与上臂呈90°，手掌向上。

（3）嘱病人用右手食指、中指、无名指按在桡动脉表面，压力大小以能摸到脉搏为宜，计数半分钟乘以2，就是每分钟的脉搏。

（4）最后将此脉搏记录下来。

4. 注意事项

（1）告诉病人活动后，必须休息20分钟后再测量。

（2）发现脉搏过快（大于100次/分），或过缓（小于60次/分），或有心律不齐等现象，要立即报告医生。

（三）自测血压训练

1. 目的

教会病人及其家属掌握血压测量方法，以便病人出院后能够及时监测血压变化。

2. 适应证

原发性高血压和各种原因引起的血压持续升高或血压不稳者。

3. 方法

（1）首先向病人和家属介绍测量血压的意义，以取得其配合。

（2）向病人和家属介绍血压计构造及各零部件作用。

（3）护士作测血压的动作示范，边做边讲解，具体步骤如下：①摆体位；②扎袖带；③开水银开关；④戴听诊器；⑤置听诊器头；⑥内袖带内打气；⑦缓慢放气，同时听搏动、看水银下降；⑧水银回位，关水银开关；⑨整理血压计。

（4）按以上步骤让病人家属重复测量，并检查测量结果。

4. 注意事项

（1）交代测量技巧和要点，必须让学习者反复体会，直到学会为止。

（2）在听搏动、看水银柱时，让学习者先说出测量值，再与护士测量结果对照。

（3）最好让学习者体会不同测量对象的测量结果，以巩固学习效果。

（4）告知学习者，对每次测量结果都要记录，并与以往测量结果进行对照，出现明显变化时应及时就医。

（5）学习者所用的血压计应与出院后家用血压计型号相同。

（四）自行尿糖定性试验

1. 目的

帮助病人学会测量尿糖定性的方法。

2. 适应证

需要测量尿糖的病人。

3. 方法

（1）嘱病人餐前1小时排尿弃去，餐前半小时留尿，置于清洁标本瓶中。

（2）让病人取出1枚尿糖试纸，将带有试剂一端插入尿液1秒钟取出。

（3）1分钟后将试剂端的测试结果与标准色板对照。

（4）与标准色板相近的颜色即为尿糖结果，试纸即可弃之。

（5）测试结果记录为：阴性、弱阳性、1～4个加号。

4. 注意事项

（1）尿糖试纸应在有效期内使用，一般有效期为2年。

（2）每次取出1枚尿糖试纸后应将瓶口盖严，防止受潮变质；双手不能接触试剂表面，以免影响测试结果。

（3）尿糖测试结果一般不能作为诊疗依据，只可作为诊疗的参考数据。

（4）尿糖结果不能反映低血糖状态，如出现低血糖应立即测血糖。

（五）自行注射胰岛素训练

1. 目的

使病人学会自行注射胰岛素。

2. 适应证

需应用胰岛素治疗的糖尿病病人。

3. 胰岛素注射工具

一次性胰岛素注射器、胰岛素笔、胰岛素泵。

4. 胰岛素的剂型

（1）按作用时间分：超短效、速效、中效、长效。将短效胰岛素和中长效胰岛素预先混合在一起，则得到预混胰岛素。

（2）按提取成分：动物胰岛素、人胰岛素。

（3）按注射器具分：普通胰岛素 400 U/ 支、卡式胰岛素 300 U/ 支。

5. 使用注射器注射胰岛素的方法

（1）准备工作：①告知病人若胰岛素放在冰箱内保存，应于注射前 10 min 取出，使胰岛素与室温一致。②备齐胰岛素注射的有关用品，用流水、肥皂洗净双手。③若为预混胰岛素，抽药前应放在掌心内滚动数次，使药液充分均匀。④启开胰岛素瓶口，铝盖中心暴露胶塞，用酒精棉球消毒胰岛素瓶口胶塞处。

（2）胰岛素抽吸方法：①取出注射器，摘下针头帽，抽吸胰岛素剂量的等量空气注入胰岛素瓶中。②左手将胰岛素小瓶倒立，向下拉动注射器针栓，抽取胰岛素需要剂量后拔出针头。③将针头向上，轻弹注射器使气泡浮在液面上，排出注射器内气泡。④检查所抽取的胰岛素剂量是否准确，再将针头插入针头小帽，准备注射。⑤如需要同时注射短效和中效胰岛素，应先抽取短效，再抽取中效，上下晃动注射器，均匀混合后应在 15 分钟内注射。

（3）注射方法：①注射部位选择。胰岛素注射的最佳部位是手臂上部及外侧、大腿前部及外侧、臀部、腹部（肚脐周围及腰围除外）。部位交替是一种选择注射部位模式，可以帮助病人在每一次注射时选择不同部位，避免因为重复在同一部位而可能引发的问题。如早上在左侧注射，晚上则在右侧注射。若在腹部注射，以脐周 3 cm 处为起点，向外环形注射，每次间隔 3 cm，至最大直径后再回到脐周起点。②用酒精消毒皮肤，面积 6 ~ 8 cm，待干。③轻轻捏起皮肤，以 45° ~ 90° 快速刺入皮下。④抽无回血时，将胰岛素以均匀速度注入皮下。⑤注药后停留 3 ~ 5 秒，再拔出针头，用消毒干棉球按压局部数秒钟。⑥将针头小帽套在针头上，注射器弃之。

6. 胰岛素笔注射方法

（1）准备工作：①若胰岛素笔放在冰箱内保存，应嘱咐病人于注射前 10 分钟取出，使药液与室温保持一致。②备齐胰岛素注射的有关用品，用流水、肥皂洗净双手。

③若为预混胰岛素应将笔放在掌心内滚动数次，使药液均匀。④打开胰岛素笔，调整胰岛素注射剂量。

（2）注射方法：①正确选择注射部位。②用酒精消毒皮肤，待干。③轻轻捏起皮肤，右手以 45°～90° 角快速刺入皮下。④按压调节钮，将胰岛素以均匀速度注入皮下。⑤注药后，停留 3～5 秒，再拔出针头，用棉球按压局部数秒钟。⑥将针头小帽套在针头上，弃之；将胰岛素笔帽盖好。

7. 注意事项

（1）注射胰岛素的病人需要注意监测血糖，使血糖接近正常范围。

（2）定时定量进餐，尤其注射胰岛素后应按时进餐，防止发生低血糖。

（3）交替选择注射部位，两次注射之间应至少间隔 2.5 cm。

（4）注射时应避免过深至肌肉组织，注射后不宜马上洗热水澡，以免吸收过快发生低血糖。

（5）胰岛素应在有效期使用，过期及冰冻后的胰岛素失效不能再使用。

（6）胰岛素注射剂量须准确无误，不可随意停止或改变胰岛素注射剂量，应严格按照医嘱执行，以免发生危险。

（7）了解和掌握低血糖的症状、处理方法以及预防措施。

（8）注射胰岛素的病人外出应随身携带卡片，写上姓名、住址、电话以及正在进行的胰岛素治疗，以免发生意外能获得及时救治。

（9）胰岛素笔芯为 300 U/ 支，不可以用注射器抽药注射，必须用相应的胰岛素笔才可以进行皮下注射，以保证注射剂量的准确无误。

（10）胰岛素笔调的剂量超过注射剂量时，如为诺和笔，用双手握住笔的两侧向两端用力，暴露中间金属部分后，将调节栓归到零，再次重新调节剂量；若为优伴笔，可回调到零，再次重新调节剂量。

（六）自记尿量训练

1. 目的

帮助需要记录尿量的病人掌握正确记录尿量的方法。

2. 适应证

尿毒症、尿崩症、心力衰竭、某种原因应用利尿药的病人。

3. 方法

（1）评估病人记录尿量的能力，必要时指导家属记录。

（2）为病人准备一个能容纳 1 500～2 000 mL 量杯或带刻度的容器。

（3）告诉病人一定要将尿排在容器内。

（4）排尿后，将便器的尿液倒入量杯。

（5）将盛尿的量杯放在与视线水平的位置。

（6）指导病人或家属正确读出量杯上的刻度。

（7）准确及时地将每次排出的尿量记在一个固定的记录本上。

（8）每24小时累计记录总尿量。

4. 注意事项

（1）告诉病人正常和异常时的尿量。

（2）教会病人或家属观察尿的性状、颜色、气味等。

（3）告知病人或家属在什么情况下需要就诊。

（七）自记痰量训练

1. 目的

教会需要记录痰量的病人掌握正确记录痰量的方法。

2. 适应证

肺结核、支气管扩张、肺脓肿、支气管胸膜漏等。

3. 方法

（1）让病人准备一个带盖的透明量杯或自制能容纳300～500 mL的量杯，每5 mL做一个标记。

（2）痰杯中先装入50 mL清水。

（3）嘱病人将痰全部咳入痰杯中。

（4）告诉病人记录痰量时要减去50 mL水量。

（5）教病人将痰量记录在一个固定的本子上。

（6）每24小时累计记录总量。

（八）胸腔闭式引流自我护理训练

1. 目的

通过训练，使需较长时间带有胸腔引流管的病人或其家属学会带管期间的护理方法与注意事项，防止出现胸腔引流管脱出、阻塞或气胸等并发症，促进肺复张，恢复肺功能。

2. 适应证

胸腔手术后、脓胸、开放性气胸等需留置胸腔闭式引流管者。

3. 方法

（1）嘱病人置管期间最好取斜坡卧位，以利于引流通畅。

（2）向病人或家属详细交代引流管装置与作用。

（3）嘱病人或家属至少每2小时挤压引流管1次，并教会挤压方法，以防引流管阻塞。

（4）在体力允许的情况下，让病人多活动以促进引流，活动时提起引流瓶并需确认引流管固定稳妥，防止引流管脱落。

（5）嘱病人或家属每日更换引流瓶，并教会更换方法与注意事项。

（6）向病人交代观察内容与记录方法：①引流管连接在水封瓶的长管上。长玻璃管浸入水面下 $1 \sim 2\,cm$。②水封瓶须低于引流部位，以防瓶内液体倒流入胸腔内。③观察排液排气情况，如有异常或改变需立即报告医生或护士。④将观察情况记录下来。

（九）人工肛门处理训练

1. 目的

使病人学会人工肛门的处理方法，减少并发症，改善生活质量。

2. 适应证

因结肠癌、肠梗阻、腹外伤而暂时造瘘的及直肠癌术后永久造瘘者。

3. 方法

（1）术后7天开始训练。

（2）嘱病人取坐位。

（3）清洁处理训练：①让病人或家属用棉球或柔软纸擦去粪便及分泌物。②用肥皂水轻擦干净，再用清水洗。③用纱布拭去水珠。④造口周围皮肤涂以氧化锌油膏或凡士林纱条保护。⑤人工肛门上覆以纱布或粪袋。

（4）预防人工肛门狭窄训练：①术后一周左右教病人用手指扩张肛门，方法是让病人将手指沿肠道走行慢慢伸入人工肛门 $4\,cm$ 左右。②不洗肠者每日扩张1次，每次2分钟。③扩张时嘱病人张口，防止增加腹压。

（5）造瘘口排便训练：初期，让病人每日灌肠以建立排便规律。将 $800 \sim 1\,000$ mL 的 $37 \sim 40\,℃$ 温洗肠液，在 $8 \sim 10\,min$ 内注入。注入后压迫人工肛门 $5\,min$ 左右，从回盲部到升结肠缓慢按摩，可以使病人顺利排便。排便时间可以自己掌握。

4. 注意事项

（1）练习时循序渐进，勿使病人产生心理负担。

（2）根据病人的身体状况安排练习时间。

（3）训练时动作轻柔且注意观察病人的反应。

（十）行走训练

1. 目的

协助或促进步态异常的病人恢复正常步态。

2. 适应证

由于身体结构和软组织病以及神经肌肉疾病所致的身体重心失去平衡及身体部分呈不对称的异常步态。

3. 方法

（1）评估异常步态的病因及形态。

（2）评估病人行走时所需辅助工具，制订行走训练计划，包括辅助行走工具的准备、训练频度、持续时间、训练所要达到的目的。

（3）与病人及其家属共同研究计划的实施，以求配合。

（4）定期总结和评估病人的进步和训练的效果，不断改进计划。

（5）训练过程分为三步：①护士陪同病人练习；②脱离护士用辅助工具；③脱离工具独立练习。

（6）训练时防止跌伤。

二、住院适应能力训练

（一）床上排便训练

1. 目的

指导卧床病人定时排便的习惯，以解除或预防便秘。

2. 适应证

医嘱卧床且不习惯于床上排便而有便秘倾向或已经存在便秘者，大手术后需卧床者。

3. 方法

（1）评估病人平时的排便形态，包括次数、颜色、量和性状，评估病人便秘的原因和影响病人正常排便的因素。

（2）排除影响病人床上排便的外界因素，如遮屏风、放置呼唤器、工作回避等。

（3）如病情允许，可抬高病人的床头，协助病人坐在便器上。

（4）排便时嘱病人双腿曲膝协助用力，病情较重者不要太用力，可在排便时用力呼气，以防生命体征发生改变。

（5）对排便时疼痛的病人，排便前可给予止痛药以减轻疼痛。

（6）如直肠内有粪便硬块，应用润滑剂通便无效时，可人工通便或遵医嘱清洁灌肠。

（7）记录大便次数、颜色和性状。

（二）咳嗽、咳痰训练

1. 目的

促进排痰，改善肺通气功能，促进肺膨胀，增加肺活量，预防肺部并发症。

2. 适应证

各种原因导致的肺内感染和无力咳痰而引起的痰液淤积和引流不畅，手术后病人肺不张预防与治疗。

3. 方法

嘱病人取坐位或半坐位或直立位，上身尽量坐直屏住呼吸 $3 \sim 5$ s，然后慢慢地尽量由口将气体呼出。在呼气时，肋骨下缘会降低，并且腹部会下陷。做第二次深呼吸，屏住气，然后，嘱病人发"啊、哈"的声音。用力地自肺的深部将痰咳出来。如无痰者，做两次短而有力的咳嗽，做完咳嗽后休息。每次咳嗽次数不宜过多，要根据体力情况，一般每次咳嗽 $2 \sim 3$ 下，每天 $4 \sim 5$ 次。

4. 注意事项

咳嗽前要听诊病人的肺呼吸音，咳痰后要使病人的痰鸣音减轻或消失。咳嗽练习的次数可逐渐增加，以病人不出现疲劳感和呼吸困难为宜。术后病人在练习前可应用止痛药，以免因咳嗽而加重疼痛。

（三）胸式呼吸训练

1. 目的

掌握最有效的呼吸方法，增加肺活量，预防肺部并发症。

2. 适应证

腹部术后、腹外伤等。

3. 方法

嘱病人仰卧位或取坐位，将手贴在胸廓，让病人呼气末用手轻压胸廓；吸气时，有意鼓起胸部，同时尽量使腹部在呼吸过程中保持静止。如此反复训练。

4. 注意事项

训练时，以病人不出现疲劳为宜，学会后让病人每日练习数次，每次 15 min。

（四）腹式呼吸训练

1. 目的

改善肺功能状态和缺氧程度。

2. 适应证

开胸术后、胸外伤、肺部疾病等。

3. 方法

护士将双手放在病人腹部肋弓下缘，嘱病人吸气。吸气时让病人放松肩部，用鼻吸入气体，将腹部向外突出，顶着护士双手。护士在病人肋弓下方轻轻施加压力，同时让病人用口慢慢呼出气体。护士与病人一起练习数次后，让病人再将自己的手放在肋弓下方自行练习。

4. 注意事项

练习时，以病人不出现疲劳为宜，学会后让病人每天练习 2～4 次，每次 10～15 min。原则是病人量力而行。

（五）深呼吸训练

1. 目的

逐步增加呼吸肌力，以获得最佳呼吸功能。

2. 适应证

各种肺部、胸膜及纵隔疾病，呼吸肌疲劳，如慢性阻塞性肺疾病（COPD）、支气管哮喘等外科手术术后康复。

3. 方法

让病人取半坐位，双下肢及双膝下各垫一薄枕，四肢自然位，以病人感受到舒适为度。嘱病人用鼻吸气，然后通过半闭的口唇慢慢呼出，呼气时让病人数数，数到七后做一个"扑"声，吸与呼时间之比为 1:2 或 1:3，尽量将气呼出，以改善通气。如病情允许，鼓励病人下床活动，以增加肺活量。

4. 注意事项

活动要循序渐进，并制定时间表，避免劳累。训练时要监测生命体征、血氧饱和度或血气分析等。

（六）放松训练

1. 目的

使病人肌肉完全放松，以消除紧张，减轻焦虑，让病人处于休息、轻松的状态。

2. 适应证

（1）COPD、哮喘等。

（2）关节病变所致肌肉弹性丧失，如关节炎等。

（3）中枢性神经病变引起的痉挛。

（4）情绪紧张，压力过大。

3. 方法

（1）身体各部分要有足够的支撑。

（2）取最舒适的体位。

（3）选择轻松、安静的环境和气氛。

（4）促进放松的措施：①听音乐或放松指导语带；②深呼吸运动；③按摩或数数；④施以热疗或泡热水浴。

4. 注意事项

必须向病人介绍什么是放松，怎么才能放松肌肉。

（七）视觉模拟疼痛评估训练

1. 目的

让病人学会表述疼痛的方法，以便采取措施，及时为病人解除疼痛。

2. 适应证

意识清晰，具有表述疼痛能力的疼痛病人及各种手术前后的病人。

3. 方法

（1）向病人介绍正确表述疼痛对疾病治疗与康复的意义。

（2）向病人显示成人 0～10 级疼痛分级尺。

（3）告知病人不同数字所代表的疼痛强度，即 0 表示无痛，数字 10 表示剧烈疼痛，1～9 表示有一点痛到很痛。

（4）让病人根据自己的主观感觉指出疼痛应在范围，以提示护士确定病人疼痛的等级。

4. 注意事项

（1）尽可能准确地表述疼痛的部位、性质、持续时间及规律。

（2）若因某种原因表述疼痛受限，请病人以手势、表情、眼神或身体其他部位示意，以利医护人员判断。

（3）不要因恐惧或其他因素夸大疼痛的程度，防止误导用药。

（4）勿因麻烦医护人员和影响他人休息而强忍疼痛，应客观地向医护人员倾诉疼痛所带来的痛苦。

（八）吸气练习器训练

1. 目的

通过训练，使病人掌握吸气训练器的使用方法，从而达到鼓励病人进行吸气运动，改善肺功能。

2. 适应证

肺部疾患，如COPD、慢性支气管炎、哮喘等，胸、腹部手术前后肺功能训练和恢复期病人，各种外伤所致肺功能受损者。

3. 方法

（1）向病人介绍吸气训练器的组成、构造及原理。

（2）向病人演示正确使用方法：①取坐位、半卧位、仰卧位或侧卧位。②手持训练器垂直于口部下方。③先正常呼气后，用嘴含紧吸气嘴，以最大的吸气量把小球吸上筒腔的顶端不动。④屏气2～3秒，然后取出吸气嘴，缩唇慢呼气，这时上升的小气球降至筒底。⑤指导病人重复上述动作。

4. 注意事项

（1）每日3～5次，不宜过多，否则易引起"通气过度综合征"。

（2）患肺大泡、气胸病人不宜进行训练。

（3）如患单侧胸腔积液、肺不张者，侧向或卧向健侧使用训练器。

（4）使用训练器时，如伤口疼痛，在呼气时可用手或其他物品按压伤口以减轻疼痛。

（5）可在胸腔物理治疗前、中使用训练器，亦可在体位引流的同时使用训练器。

（九）术后下床活动训练

1. 目的

通过训练使病人恢复最佳活动功能，并尽早下床活动。

2. 适应证

腹部、胸部等手术后影响下床活动的病人。

3. 方法

（1）根据病人活动能力为病人制订训练计划。

（2）训练要循序渐进。

（3）先让病人每日做 3 次四肢的主动和被动活动锻炼。

（4）随着病情好转和肌张力的增加，逐步增加肢体活动量。

（5）教会病人及家属锻炼翻身技巧。

（6）训练病人的平衡和协调能力，活动顺序和方法如下：①鼓励病人从轻微的活动开始练起，顺序为床上坐起—床边坐起—扶床活动。②病人肢体动作的协调性，开始训练近端肌肉的控制能力，然后训练远端肌肉的控制能力。③训练病人保持平衡的能力，坐位时着力点为臀部，学会用双手或健肢支撑坐起。④让病人坐在床沿摆动腿部数分钟。⑤训练病人下床时，使用辅助器具或由人搀扶。⑥让病人沿床边走动十步至数十步。⑦脱离器具慢步行走。

（十）上呼吸机手语训练

1. 目的

帮助病人熟练掌握手语，以便上呼吸机后加强与医护人员的非语言交流，使病人的需求及时得到满足。

2. 适应证

拟使用呼吸机治疗的病人。

3. 方法

（1）有事叫护士：可用手轻拍床沿。

（2）口干想饮水：可用食指和拇指对成口杯状。

（3）有大小便：伸大拇指表示要大便，伸小拇指表示要小便。

（4）有痰想咳嗽：可伸出食指。

（5）刀口痛：可将手握成拳头。

（6）有事想写出来：拇指、食指、无名指相对呈握笔状并晃动。

4. 注意事项

（1）手语训练一定要在上呼吸机前教给病人。

（2）成人以个别指导为主，小儿可采用游戏或集体指导进行。

（3）术后使用呼吸机时，护士要提醒病人使用手语交流，强化对手语的应用。

（十一）叩背训练

1. 目的

振荡气道内的分泌物，以利于排出。

2. 适应证

肺部疾患、长期卧床者。

3. 禁忌证

胸部外伤、肋骨骨折、气胸、胸腔出血者。

4. 方法

病人可侧卧、坐位、直立位。让操作者（病人家属）将手呈杯状，在病人肺底部开始（胸背部）行有力叩击，力度以病人能够耐受为宜。每次叩背 5 ~ 10 min，每日 4 ~ 6 次。同时，鼓励病人咳嗽。

（十二）体位引流训练

1. 目的

使病人学会借助体位顺位作用的方法，使气管、支气管内的痰咳出。

2. 适应证

肺脓肿和支气管扩张等肺部疾病所致的痰液淤积。

3. 方法

（1）嘱病人做好引流前物品准备：痰盒、口巾、漱口水、摆体位用的棉垫。

（2）根据病人病灶位置，指导病人摆好所要求的体位。体位要舒适，时间不宜过长，以 15 min 为宜，5 min 保持重力引流；5 min 手法辅助治疗；5 min 排痰或吸痰。教给病人记录痰量的方法和意义。

4. 注意事项

（1）引流时间为饭后 3 h 或清晨和入睡前。

（2）有条件时，引流前最好先做雾化吸入，以湿化痰液。

（3）引流同时，最好有他人协助叩背，以松动痰液。

（4）当出现大汗、疲劳、呼吸困难等症状时，应立即停止引流。

（十三）震颤或挤压胸廓训练

1. 目的

振荡气道内的分泌物以利于排出。

2. 适应证

肺部疾患、胸腹腔手术后。

3. 禁忌证

胸部外伤、肋骨骨折。

4. 方法

让病人平卧或侧卧，指导操作者（家属）以双手交叉于病人肺底部，随病人呼吸自下而上地做按摩振颤动作，通过手的快速震动，使胸壁间断的压缩，同时鼓励病人咳嗽，利于小气道分泌物的排出。这种方法用于体位引流中比单纯叩背效果更好。

（十四）戒烟行为训练

1. 目的

帮助吸烟病人学会戒烟方法，达到戒烟目的。

2. 适应证

吸烟者。

3. 方法

（1）评估病人吸烟依赖类型，如刺激型、手持型、减少紧张型、轻松愉快型、习惯型，对因戒烟。

（2）列出病人必须戒烟的原因。

（3）帮助病人坚定戒烟的决心，做好戒烟的准备。

（4）确定完成戒烟的期限。

（5）选择一种戒烟方法：①立竿见影法。确定一段时间，从吸烟到突然戒烟。此法适用于需严格戒烟的手术病人。②逐渐戒烟法。从一天少抽一点到不再抽。③延期戒烟法。每天向后推迟开始吸烟的预定时间，直到不再吸烟。④药物戒烟法。应用尼古丁贴剂、戒烟灵或口香糖等辅助戒烟。

（6）避免吸烟诱惑的做法：①餐后刷牙或散步代替吸烟。②乘坐不允许吸烟的公共汽车。③避免参加不限制吸烟的社交活动或去那些不限制吸烟的场所。④设法不与吸烟的人长久待在一起。⑤建立一个干净、空气新鲜、无烟的工作环境。⑥学习放松技术减轻吸烟的强烈要求。⑦告诉病人烟瘾可以复发，如复发，寻找原因，并学习如何避免诱因。⑧寻找戒烟的成功经验。

（十五）正确留取痰、尿、便标本训练

1. 目的

帮助病人正确掌握各种化验标本的留取方法，以及时为医生提供诊断和治疗的可靠依据。

2. 方法

（1）留取痰标本方法。嘱病人晨起洗漱后，用漱口水（0.3%双氧水、0.2%呋喃西林、生理盐水等）漱 3 遍口，再用力将肺内痰液咳出，第一口痰弃去不要，第二口痰吐入标本盒中，立即送到护士指定的位置。

（2）留取尿标本方法。嘱病人将晨起第一次尿（按护士嘱咐留取尿量）接入标本瓶中，注意不要将粪便混入其中，立即送到护士指定的位置。

（3）粪便标本的留取。让病人排便后，用竹签采取少量粪便（约蚕豆大小）放入蜡盒中。如为腹泻病人，应告诉病人取脓血或黏液部分，如为水样便应盛于容器中送检，如查寄生虫应在粪便不同部分取适量标本送检。取后立即送检。

三、康复能力训练

（一）关节功能训练

1. 目的

最大限度地恢复关节运动功能。

2. 适应证

由于各种原因所致的关节活动受限，而不能达到原来的关节功能范围。

3. 方法

评估目前病人关节活动范围、受限程度。向病人介绍正常关节的活动范围与程度，确定病人关节功能训练后所应达到的范围。选择病人活动的形式：外展、内收、伸展、屈曲、内翻、旋前、旋后、旋转。记录病人每次能耐受关节运动的时间和程度。训练时，可先由护士辅助实施或自行由健侧肢体辅助进行，逐渐脱离辅助自行练习，最后达到预期目标。

（二）协调运动训练

1. 目的

通过主要运动肌肉、对抗肌肉、协同运动和固定肌肉，在神经系统的控制下，完成协调一致，平衡准确，目标清晰的整合运动训练，克服痉挛、无节奏、非正确性运动。

2. 适应证

肌肉软弱无力、肌肉痉挛、小脑病变、运动失调、神经肌肉疾患、中枢性麻痹。

3. 方法

（1）评估肌肉运动状态，主要包括：①肌力；②关节运动度；③视觉运动；④本体感受；⑤关节交互运动；⑥点对点运动；⑦平衡运动。

（2）运动前的准备：①病人肌肉张力要恢复正常；②帮助病人去除疼痛；③使病人保持轻松自然情绪，切忌紧张。

（3）对有中枢性肌肉痉挛的病人，要用药物解除痉挛；对情绪紧张而致肌张力增高的病人，可先施以放松训练。

（4）实施训练步骤。

1）弗兰克运动要点：①让病人取舒适体位。②让病人充分了解此项运动的方法，并能专心参与。③运动训练应由简到繁，由易到难。④速度由快到慢，由间歇到持续。⑤从小范围到大范围，从近端到远端。⑥先卧姿开始训练，继而到坐，再到站。⑦开始时张开双眼练习协调作用，然后再闭目练习。⑧记录病人练习情况。

2）弗兰克运动的主要项目，①上肢：A. 让病人用手指捡起指定的放置在特定位置内的物品；B. 让病人将自己的手放在桌面上，朝着指定目标做反复练习碰触的动作。②下肢：A. 抬起一脚使其脚跟碰另一腿膝盖，再沿着胫骨骨面滑下到大拇趾，如此反复练习；B. 沿着直线向前走，向后走及侧行；C. 在地面上画上足迹，沿着足迹行走练习；D. 练习转身；E. 站起坐下训练；F. 上下楼梯训练。

（三）膀胱功能训练

1. 目的

促进膀胱功能失控病人恢复膀胱功能，以帮助病人建立正常的或较规律的生活。

2. 适应证

尿失禁的病人。

3. 方法

（1）Crede 法：指导病人或家属用手掌柔软而有力地压迫膀胱。首先在肚脐处，然后向下移行至耻骨联合。按程序重复几次，而后压力直接作用在膀胱上。

（2）训练时间：要告诉病人晨起第一件事和入睡前最后一件事就是排空膀胱。

（3）每天要让病人大量饮水，并加强锻炼。

4. 注意事项

训练时，要病人垫好尿垫。对有尿管的病人要定时放尿，男病人可用阴茎套，女病人可用尿不湿。同时要教育病人树立信心，膀胱失禁在一段时间内是可以恢复的。

（四）吞咽功能训练

1. 目的

帮助病人恢复吞咽功能。

2. 适应证

假性或真性延髓麻痹伴有吞咽困难者、长期置管压迫声门者。

3. 方法

先用少量的易吞咽的糊状食物或水，逐渐试吞。护士在旁边做吞咽的示范动作，嘱病人跟着做，每次换胃管前多试几次。必要时，带着胃管也可试吞，但要注意防止呛咳发生。

（五）言语矫治训练

1. 目的

用于失语症的治疗，帮助病人恢复言语能力。

2. 适应证

运动性失语症、感觉性失语症、混合性失语症。

3. 方法

（1）构音肌的训练。令病人发"啊"声，或用咳嗽或用嘴吹灭火柴或吹动纸片以诱导发音，失语症病人的唇音最易恢复。

（2）对镜发音练习。让失语症病人首先随旁人发音或讲词汇，以后自己发音或讲词汇，在视觉帮助下，对镜观察口语训练时构音器的位置和口型。

（3）衔接性练习。先由护士说出常用句的前半句，再令失语症病人连接说出后半句。

（4）复杂性练习。由病人复述单词、词汇、句子或文章。由短到长，由简到繁。

（5）听语指图或指字训练。令失语症病人执行口令指出有关图片或文字，令其发音和解释。

（6）读、写操练。让病人读出文字的卡片，令失语症病人从事听写、抄写，自发书写训练。

第十二章
患者心理健康教育

01 | 心理健康教育概述

一、心理健康教育的概念与作用

（一）心理健康教育与病人心理健康教育的概念

1. 心理健康教育的概念

心理健康教育是指专业人员通过有组织、有计划、有评价的教育活动，促使人们认识心理健康与躯体健康的关系，建立有益于心理健康的防御机制和行为应对方式，掌握心理自助和心理保健方法，提高心理健康水平，预防心理疾病。

从以上概念可以看出，心理健康教育是以维护大众的心理健康为主要目标，以心理和精神无明显异常的一般社会人群为主要对象，用大众易接受的心理健康教育手段，普及心理健康知识，帮助人们在日益激烈的社会竞争中，建立积极的心理防御机制，消除由各种压力导致的社会心理因素对健康的威胁，达到提高大众心理健康水平，预防心理疾病的目的。心理健康教育的主要任务是做好三级预防。一级预防是针对整个人群和社区的心理健康教育，其目的是通过有计划、有组织的心理教育和大众传播媒介，传授增进和维护心理健康的科学知识，影响人们对健康的观念和态度，改变有害于健康的不良行为，提高大众对心理问题或心理障碍的识别能力，消除产生精神心理障碍的原因。目前，国内针对不同人群和不同职业开展的心理健康教育均属于一级预防范畴，如学校心理健康教育、军人心理健康教育、社区心理健康教育、特殊职业人群心理健康教育、老年人群心理健康教育、残疾人群心理健康教育等。二级预防是针对有心理问题的个体进行的心理健康教育。二级预防的目标是早期发现问题，早期进行心理干预，使轻度的心理异常不至于进一步发展成为心理疾病。二级预防的难点是对有心理问题的个体如何进行早期筛查和早期干预。目前，国内一些针对健康或亚健康人群开设的健康体检中心，已将心理测量和心理咨询纳入健康体检范畴，对早期发现问题人群，早期对经历心理创伤或陷入心理危机的个体进行心理干预提供了途径。三级预防是针对罹患精神心理疾病和心身疾病的病人进行的心理健康教育。三级预防的重点是促进心理疾病的早日康复，减少精神疾患所致的机能缺陷，提高社会适应能力，恢复社会功能。

2. 病人心理健康教育的概念

与广义的心理健康教育相比，病人心理健康教育的对象、任务、目标都比较明确。病人心理健康教育是指以医院为基地，以病人为对象，通过有目的、有计划、有评价的教育过程，使病人认识社会心理因素与疾病发生、发展和转归的关系，改变不利于健康的错误思维、错误观念和错误行为，建立良好的心理防御机制和疾病应对方式，促进心身康复。

从上述概念可以看出，病人心理健康教育是以患病的个体为对象，这个个体即包括患躯体疾病的病人，也包括罹患心身疾病和精神心理疾病的病人。现代健康观与疾病观认为，社会心理因素与疾病的发生、发展、转归和愈后有密切关系。人性主义心理学也认为人性是人的生物属性、精神属性、社会属性的有机统一体，疾病的形成，病程的转归必然由躯体、精神和社会三种属性所决定，疾病就是躯体、精神和社会三种属性的辩证统一体发生了畸变而导致的。因此，可以说任何躯体疾病都可能伴随着不同程度的心理问题，在疾病各种症状的表现与变化过程中，人的心理和社会性质始终都是患病的内在因素。从这一观点出发，病人心理健康教育的任务就是要通过各种教育手段，使病人明确社会心理因素既是致病因素，又是促进机体康复的治疗因素，认识生物、心理、社会因素在健康与疾病中的相互关系，以及对疾病发生、发展的影响，澄清一些不利于疾病诊断、治疗和康复的错误认识。最终目标是帮助病人建立积极的心理防御机制和应对疾病的方式，促进机体康复，预防疾病复发，减少疾病导致的病残率，提高生存质量。

（二）心理健康教育的作用

归纳起来，以医院为基地的心理健康教育活动主要有以下几方面作用：

1. 心理健康教育是病人健康教育的重要组成部分

20 世纪 90 年代，随着整体护理模式在我国的推广，心理健康教育作为病人健康教育的重要组成部分，日益受到重视。为满足病人生理、心理、社会、文化和精神的需要，护理人员在应用护理程序为病人解决健康问题的过程中，创造性地应用了病人健康教育的手段，取得了满意的效果。随着健康教育工作的深入，护理人员发现临床上许多疾病的发生、发展和转归与病人的社会心理因素密切相关，单纯应用知识灌输和行为训练等健康教育的手段很难改变病人对健康和疾病的态度，必须探索新的教育途径，心理健康教育应运而生。以医院为基础，以病人为对象，以促进病人心身康复为目标的心理健康教育活动，为病人健康教育理论和实践的扩展注入了生机和活力。

2. 心理健康教育为护士实施心理护理提供了方法

心理护理作为一种护理方式，在整体护理中已得到广泛的应用。心理护理的基本任务是利用心理学的理论和技能积极影响病人的心身状态，帮助病人排除有害于健康的干扰因素，使之在接受诊疗、护理的过程中保持最佳心身状态，促进心身康复。而积极影响病人的有效方法就是进行心理健康教育，护士通过有目的、有计划、有评价的教育活动，帮助病人改变对健康与疾病的错误认识，建立积极的心理认知模式，以达到促进心身康复的目的。

3. 心理健康教育是激发病人潜能的推进器

大量的临床实践证明，患病后持有乐观的心态、与疾病积极抗争的病人比消极、沮丧、抱怨，持听天由命态度的病人，更能赢得康复的机会和生存的时间。其原因就在于前者的内在潜能得到了充分的发挥，这种潜能显著地增加了自身免疫功能，使病人获得了应对疾病的抗衡能力。实际上，无论何种病人都具有自我调整的内在潜力，只是有的病人没有意识到或由于对疾病的错误认识而丧失了抗衡的能力。因此，对持有不良心态的病人尽早实施心理健康教育，使之充分认识心理因素对疾病发生、发展、转归和愈后的作用，便可激发病人积极应对疾病的潜能，主动遏止疾病过程中消极情绪的持续时间和反应强度，以积极的心态，主动参与与疾病抗争的诊疗、护理、康复过程，使心理健康教育在激发病人潜能方面真正发挥其推进器的作用。

二、心理健康教育的原则

心理健康教育原则是教育者实施心理健康教育活动必须遵循的基本要求，病人心理健康教育原则从心理健康教育目标出发，反映心理健康教育的基本规律。学习和贯彻心理健康教育原则，对护士自觉运用心理健康教育规律，掌握心理健康教育技巧，促进病人心理健康教育工作向科学化、规范化、制度化发展，提高心理健康教育效果，具有重要的理论与实践意义。

1. 科学性原则

实施心理健康教育必须遵守科学性原则，教育的内容、引用的例证和资料应有可靠的依据，不能为迎合病人的心理需要而介绍一些民间传闻或效果不确定的内容，误导病人。更不能为了强调心理因素对整体健康的意义而否定其他因素如疾病本身或各种治疗手段对整体健康的影响。在教育过程中必须坚持实事求是，客观辩证的原则，不能任意夸大心理因素对疾病转归的作用，给病人一种心理治疗是万能的误导。在说明不良情绪对个体健康的危害时，应恰如其分，不能为提示病人引起重视而使用危言耸听的词语和例证。

2. 针对性原则

临床实践证明，许多相同的疾病可以有不同的临床表现和致病因素，不同的疾病也可能有相同的临床症状和致病因素。因此，在实施心理健康教育过程中，应根据病人的性别、年龄、职业、文化、婚姻、个性特征、病种、病情、病程、治疗、康复等特点有针对性地实施，不能千人一面、千篇一律，制订教育计划也应因人而异，因时、因地实施。

3. 尊重性原则

在实施心理健康教育的活动中，不可避免地要触及病人对自身疾病的态度、价值观和行为方式等敏感问题。心理健康教育应建立在平等、信任的基础上，教育效果的好坏取决于良好的治疗性关系和病人接受教育内容的态度，如果不认识这一点，将病人视为无知的"学生"，强行说教极易引起病人的反感甚至产生抵触情绪，教育者的所有努力在病人封闭的内心世界面前将毫无价值。因此，在实施心理健康教育中应始终遵循尊重的原则，尊重病人的人格和尊严，尊重病人的选择，承认病人间的差异，把每个病人都看作有独特价值和潜能的人，教育者的责任是用翔实有力的资讯启发病人的思维，影响病人的态度，激发病人积极应对疾病的潜能。

4. 保密性原则

在心理健康教育活动中，教育者在与病人交流中可能会获得涉及病人隐私的谈话资料，教育者必须遵守保密性原则，这是教学双方建立依赖关系的基础。教育者应对病人的谈话内容在保密方面负有道义和法律的责任，特别是涉及病人个人的秘密、隐私、缺陷以及由此而产生的心理和行为困扰、矛盾、冲突等不能随意泄露给他人，更不能作为谈话的笑料。涉及病人隐私的教育资料应妥善保管，不能让无关人员阅读，以维持其保密性。

5. 专业性原则

心理健康教育是一项专业性较强的工作，要求施教者除具备疾病教育的知识外，还要有一定的心理学基础知识，如心理评估知识、心理诊断知识和心理干预知识。教育者能熟练应用心理学技术对现存或潜在的影响病人健康的心理问题、社会问题和应对方式做出判断，对病人的个性特征、态度特征、行为特征和心理防御模式等表现形式，用心理学知识加以判断和解释。只有对病人的心理活动特点有深入的了解，才有可能对病人进行有的放矢的心理健康教育，否则就会适得其反。因此，要对病人实施心理健康教育，教育者必须接受心理学技能的培训。近年来，随着心理咨询师认证制度的建立，许多医护人员接受了心理咨询师的系统培训，这不仅为开展病人心理健康教育奠定了基础，也为受训者提供了实践的舞台。

02 | 患者心理问题的评估

病人心理问题的评估是实施心理健康教育的首要步骤，其目的是了解被教育者的心理问题特点，为有的放矢的实施心理健康教育提供依据。病人心理问题评估的主要内容是心理社会评估，人的心理社会功能对生理健康的影响已被越来越多的病例所证实。人的心理社会功能与生理功能之间的相互作用，可表现为两种状态，即心理社会适应和心理社会失调，这两种状态均会对身体造成一系列反应。人的心理社会功能包括内在和外在的心理社会活动，前者包括人的自我观念、认知、情绪、情感等，后者包括人的角色适应行为、压力适应行为和疾病适应行为等。本节重点介绍心理社会评估的内容。

一、自我观念评估

（一）自我观念评估概述

自我观念属于自我意识范畴，即个体对自我存在的感知和评价。换句话说就是个体对自己是怎么看的，或认为别人对自己是怎么看的。自我观念由自我影像、自我期望和自尊组成，它包括认识自己的生理状况如外形、体形和身体感觉等心理特征（如自尊、自信）和自己与他人的关系（如自己在人群中的位置、影响力等）。评估的目的是了解病人对自我的看法，判断有无影响病人自我价值的消极观念，为有针对性地进行心理健康教育提供依据。对因疾病或外伤丧失身体某一部分、生理功能丧失或有障碍、疾病或伤残所致外貌的变化、感知觉障碍或有沟通功能缺陷、精神因素或精神疾病、成熟因素或偶发危机事件的病人，应作为自我观念评估的重点对象。通过对其外形、行为和与他人互动关系的观察，找到有价值的一手资料，形成对病人自我观念的印象。

（二）自我观念评估的要点

1. 了解引起自我观念改变的因素，有的放矢地进行评估

临床上能引起自我观念改变的因素多见于对自我形象或功能有影响的疾病，如：

①由疾病或外伤丧失身体某一部分，常见情形为截肢术、乳房切除术、结肠造瘘术、子宫切除术、肾切除术、喉切除术等；②生理功能的丧失或障碍，多见于脑血管意外、冠心病、癌症、瘫痪等；③疾病或创伤所致外貌的变化，如烧伤、关节炎、红斑狼疮、多毛症、牛皮癣等；④感知觉或沟通功能缺陷，常见于视听觉障碍、感觉异常、孤独症、口吃、学习障碍；⑤精神因素或精神疾病，如用药成瘾、精神分裂、抑郁症、酗酒等；⑥神经肌肉障碍，如帕金森病、脊髓灰质炎、多发性硬化病、脊柱侧凸症等；⑦肥胖症；⑧性发育过程中的问题或生殖系统疾病，如青春期、怀孕、流产、性病、同性恋、不孕症等；⑨成熟因素或偶发危机事件，如衰老、角色转变（结婚、离婚、事业、退休）、丧偶、自然灾害等。

2. 掌握自我观念评估的方法

由于自我观念评估在操作上有一定难度，因此在评估时可依据下列提纲进行：①看受评者的外表是否整洁；②受评者在回答问题时，是否对评价者有目光的交流；③受评者与人交往的方式是主动积极的还是被动的或拒绝与他人交流；④受评者如是儿童，应观察其对行为是活泼的还是退缩的，有无愿意参与谈论自己话题的热情。

3. 采用量表评估

除上述评估要点外，还可以使用标准化的量表进行评估，常用的量表有自我观念量表、自尊量表、自我期望量表、身体影像量表等。每种量表都有其特定的适用范围，评价者在使用时，应掌握其适用范围和评分标准。

二、认知评估

（一）概述

认知是人们推测和判断客观事物的思维过程。认知反映了个体的思维力，是人们认识、理解、判断、推理事物的过程，并通过个体的行为、语言表现出来。教育者应充分认识病人的认知过程对其行为、态度、价值观、信仰等方面的重要作用，在制订教育计划时注意用正确的知识和观念影响或改变病人的错误认知，并利用病人的认知特点调动其积极应对疾病的内在潜力，促进心身健康的恢复和发展。认知评估的内容包括个体的思维过程、思维内容、语言能力及定向力。

（二）认知评估的要点

（1）了解病人对疾病的理解和认识程度，判断有无错误的观念。

（2）观察病人对接受或配合治疗的态度与行为是积极的还是消极的。

（3）了解病人对自己所处环境或境遇的判断、对周围事物的注意力和对语言的理解与表达能力，评价病人有无接受心理教育的能力。

三、情绪、情感评估

（一）概述

情绪和情感是人们对个体的需要是否得到满足而产生的主观体验。情绪和情感的平衡与否直接影响个体的生理心理功能，对病人而言，焦虑、抑郁是由疾病而导致对个体健康状况和心理功能影响较大的常见情绪。焦虑是正常人和病人在面对危险和威胁时都能体验到的情绪反应，当个体的特权和尊严受到威胁时，人们就会产生焦虑，其原因主要是对失败的担忧，以及对前景未定的担忧。焦虑情绪属于生理性情绪反应，有自限性特点，通常人们在引起焦虑的因素刺激下，2周左右，焦虑情绪会逐渐减轻或消退，如果没有明显的刺激因素或虽有刺激因素但个体焦虑情绪反应过重或持续时间过长则可发展为病理性焦虑情绪，对病人造成危害。抑郁是在人失去某种他重视或追求的东西时所产生的情绪体验。抑郁可以是自限性的，也可以是持续性的，严重的抑郁情绪不仅影响疾病的转归，还有可能使病人产生自杀行为。

（二）焦虑情绪评估要点

主要判断病人的焦虑程度和导致焦虑的原因。对新入院病人、拟行手术的病人和特殊检查治疗的病人以及一时难以确定诊断的病人，应作为重点评估对象。评估要点是看病人有无焦虑心境的症状，如紧张、担心、害怕等；有无运动不安的表现，如坐立不安、震颤等；有无植物神经紊乱的症状，如心悸、出汗、手脚发凉等，也可采用焦虑自评量表帮助诊断。

（三）抑郁情绪评估要点

可应用抑郁自评量表对抑郁情绪高发的病人，如肿瘤病人、患慢性病病人、更年期病人、老年病人、产后的产妇、服用易导致抑郁药物的病人以及近期遭遇过负性事件困扰的病人进行测量评估、判断病人的抑郁程度和导致抑郁的原因，以便对严重抑郁病人进行早期干预，防止发生自残和自杀的不良事件。

四、病人角色与角色适应评估

（一）概述

病人一入院就无法选择地承担起病人的角色，原来的社会角色被病人角色所取代，病人能否承担病人的角色对疾病的发展趋势有很大影响。由于病人角色是在患病时由其他角色转化而来，病人住院早期往往会出现角色适应不良。因此，教育者应在病人住院时及时进行病人角色评估。

（二）病人角色评估要点

1. 确定病人是否知道作为病人角色应承担的责任和义务

询问病人是否有脱离或减轻日常生活角色，免除所承担的社会责任和义务的心理准备，是否知道对自己所处的疾病状态无须承担责任，能坦然接受别人的照顾，是否明确自己在住院后应承担的恢复健康的义务和积极寻求治疗、配合治疗的义务。

2. 判断病人有无角色适应不良的反应

常见的适应不良有角色冲突、角色缺如、角色强化和角色消退等。在对病人角色适应状态进行评价时，应注意有无影响角色适应的因素，这些因素包括病人的年龄、性别、文化背景、社会职位、家庭背景和经济状况等。年轻人对病人角色相对淡漠，老年人则因体力减弱而容易发生角色强化。女性病人相对容易发生强化、消退、冲突等角色适应不良反应。受教育程度高的人对疾病的进展更为细化，社会职位高的人相对容易出现角色缺如或角色冲突。家庭支持关系强的病人能较顺利地适应病人的角色。经济状况差的人容易产生角色消退、角色缺如。此外，病人角色的适应还与环境、人际关系、病室氛围有直接影响，教育者在评估时应全面分析、综合判断。

五、压力与压力应对评估

（一）概述

压力是内外环境中各种刺激作用于机体时所产生的非特异性反应。压力是一个抽象概念，但人对压力的反应却可通过某些可以直接观察和测量到的行为表现出来。压力通常存在于所有的个体，对其成长和发展起至关重要的作用。然而，当机体面对突然的强烈刺激时，会产生一过性的生物、心理功能紊乱，长期处于压力状态，机体就会产生适应不良的反应，导致心身疾病，影响疾病转归。因此，教育者应对病人有无压力源和对压力源的反应做出评估，以便有针对性地进行积极应对压力的心理教育。

（二）压力评估要点

1. 压力源评估

一切使机体产生压力反应的因素均为压力源，重点评估引起压力的外部环境、内部环境和心理社会环境，判断有无引起病人压力的生活事件，尤其是对病人影响较大的负性生活事件，应注意评估压力源的性质、时间、范围是突然的还是逐渐发生的，也可采用生活事件评定量表进行评估。

2. 压力反应评估

压力反应评估包括压力造成的生理反应、情绪反应和认知反应，对有明显压力源的病人应注意有无压力所造成的躯体不适，出现恐惧、焦虑、抑郁、愤怒、过度依赖或失助感等负性情绪，有无感知混乱，出现注意力不集中、记忆力下降、判断力、定向力失误和行为失控等认知和行为改变。重点评估个体对压力的感知，压力对个体意味着什么，对家属意味着什么，压力对个体日常生活及基本需要有何影响，压力对个体的自我观念和生活目标有何影响，个体对压力的感知是否切合实际。

3. 压力应对评估

可采用医院压力评定量表和压力应对方式量表判断个体采用何种方式应对压力，重点评估个体在应对压力情形时有无可利用的资源，这些资源包括个体的健康状况和精力、积极的信仰、解决问题的能力、与人沟通的社会技能、社会支持及物资资源等，帮助个体找出应对压力的积极因素，并通过教育激励其应用积极因素应对压力。

六、家庭评估

（一）概述

家庭是人类社会中最基本、最重要的一种社会组织，家庭的情况关系到每个人和每个社会的存在、发展与进步。评估病人的家庭也是评估病人的一部分，只有了解了整个家庭背景才能较全面地对个体做出评价。

（二）家庭评估要点

1. 家庭成员与家庭结构评估

了解家庭成员的数量、教育、职业与健康史以及家庭的人口结构和内在结构，判断病人的家庭是属于何种类型。常见的类型有核心家庭、主干家庭、单亲家庭和重组家庭等，家庭人口结构关系到家庭成员间的人际关系、家庭功能的完善程度以及疾病的传播，尤其是有家族史和遗传史的疾病，更应该做好家庭评估。家庭的结构评估可通过分析家庭内部结构来判断，重点判断病人所在的家庭权利结构特点、家庭角色扮演特点、家庭的沟通模式和家庭的价值观如何，掌握与病人相关的家庭资料。

2. 家庭生活周期评估

通过收集资料判断病人家庭所处的生活时期在哪个阶段，通常按家庭发展趋势将家庭生活周期分为 8 个阶段，即新婚、第一个孩子出生、有学龄前儿童、有学龄儿童、有青少年、孩子离家创业、父母独处（空巢期）和退休。

3. 家庭功能评估

家庭功能的好坏关系到家庭每个成员的身心健康和疾病的预测，家庭功能包括满足家庭成员自我照顾需要的必要条件、促进家庭成员人格健全发展，满足成员心理社会需要的环境以及家庭对危害的预防等。可采用家庭功能评估量表进行评估，判断家庭功能与病人患病的关系，预测家庭功能对病人康复的影响。

4. 家庭危机评估

家庭危机通常发生在家庭面对压力事件的冲击，因家庭资源不足或调适不佳，引起家庭失衡的情况下。家庭危机分为情形性危机与成熟性危机，教育者在评估时应加以区分。情形性危机多是由意外事件造成的家庭失衡，如天灾、离婚、车祸、病死等，成熟性危机多由于家庭发展过程中的非意外事件不能很好地调适造成，常见的发展危机有初为父母、更年期综合征、退休等。

5. 家庭资源评估

家庭资源是否充足，影响成员及家庭调适压力和危机的能力，当资源小于压力时就会发生危机。因此，教育者在评估时应帮助病人找出有利于应对压力或危机的家庭资源。这些资源包括来自家庭内部的经济支持、情感支持、医疗照顾和来自家庭外部的社会支持。

七、文化评估

（一）概述

文化是特定人群为适应社会环境而具有的共同的行为和价值模式，文化是一个复合体，包括知识、信念、艺术、习俗、道德、法律和规范。不同的文化背景对健康的观念、求医方式、习惯、接受治疗的态度等存在不同的差异。因此，在文化评估时既要重视文化背景、风俗习惯对病人价值观的影响，又要注意从病人的文化立场出发，理解病人的认识与行为。

（二）文化评估要点

1. 价值观评估

价值观是个体对生活方式与生活目标价值的看法，它是在长期社会化过程中逐步形成的，是通过后天学习获得的，它包括个体所追求的目标，以及目标指导下的个体行为方式。有什么样的价值观就有什么样的健康行为。因此，在评估时可通过病人对健康问题的态度做出评价。例如，对肥胖的态度，认为肥胖是健康的标志还是一种疾病，不同的态度就会产生不同的健康行为，由此可见，价值观能帮助个体决策健康问题的性质和轻重缓急。

2. 信念评估

信念是自己认为可以确信的看法，它是知识转化为行动的中间环节。信念包括知识、见解以及对世界万物的认识观，健康的信念是产生健康行为的前提。因此，在评估时应注意了解病人的信念模式，Kleinman 等人提出的信念评估"注解模式"可用来了解病人有关疾病、健康方面的信念，这一模式通过询问病人下列问题做出判断。这些问题是：你认为是什么问题引起你的健康问题？你为什么会发现这个健康问题？你的健康问题对你有什么影响？有多严重，发生时持续时间长还是短？你认为你该接受何种治疗？你希望通过此次治疗达到哪些效果？你的病到底给你带来多少问题？对这种病你最害怕什么？通过对以上问题的询问，可引出病人对健康问题的一系列认识，借此可以了解病人对自己健康问题的看法及病人所处的文化对健康的影响。

3. 风俗习惯评估

风俗习惯是历代相沿积久而成的，在日常生活中容易被观察到，因此，在评估时重点应了解病人的饮食习俗、生活习俗、睡眠习俗、运动习俗、家庭习俗、人际交流习俗、民间治病的习俗等。注意发现有无不利于健康的风俗习惯和不良的生活方式。

4. 文化休克评估

文化休克是个体生活在一个陌生的文化环境里所产生的迷惑与失落的经历。文化休克常发生于个体从一个环境到另一个环境，因沟通障碍、日常活动改变、形单影只、风俗习惯及态度有较大差异时，个体可表现出生物、心理、情绪三方面的反应。由此可见，文化休克就是一种精神紧张综合征，其症状主要表现为焦虑、恐惧、沮丧、绝望等情感反应，住院病人发生文化休克分三期表现，即陌生期、清醒期和适应期，在评估时应加以区别。

八、环境评估

（一）概述

环境是指围绕人类生存的外部世界，是人类赖以生存、发展的社会物质条件的综合体，它包括物理环境、生物环境和社会环境。人类的健康与社会经济、文化、生活方式、卫生服务等生存环境密切相关。对病人生活环境的评估可帮助教育者探索影响病人健康的因素，有的放矢地实施心理教育。

（二）环境评估的要点

重点评估影响病人健康的外部因素。

1. 物理与生物环境评估

了解病人的居住环境，判断有无影响病人健康的不利因素。如家庭的卫生状况、居住条件、经济情况等，对行动不便的老年病人和残疾病人要了解家庭有无必要的安全设施等。

2. 社会环境评估

了解病人的社会关系、人际关系、对病人权利与义务的知晓情况及可为病人利用的社会资源等。

03 | 患者心理健康教育内容

从广义上讲，心理健康教育可以涵盖与人类心理健康相关的诸多方面，其内容按心理发展的年龄特征可分为：幼儿心理健康教育、儿童心理健康教育、青少年心理健康教育、中年心理健康教育、更年期心理健康教育、老年心理健康教育；按群体心理问题及心理健康的特点可分为：家庭心理健康教育、学校心理健康教育、工矿心理健康教育、机动车驾驶心理健康教育、航海心理健康教育、航空航天心理健康教育、军人心理健康教育等；按与心理健康相关的症状特点可分为：情绪障碍心理健康教育、睡眠障碍心理健康教育、人格障碍心理健康教育、疼痛问题的心理健康教育和性心理问题的心理健康教育等；按心理健康与疾病的特点分：亚健康人群心理健康教育、病人心理健康教育和康复心理健康教育。本节重点介绍与疾病和康复相关的心理健康教育内容。

一、心理社会因素对疾病影响的教育

（一）概述

自 1948 年 WHO 提出"健康不仅仅是没有疾病，而且是在身体上、心理上和社会上处于完好状态"的"三维健康观"后，人们对疾病的概念也随之发生了改变。由沿袭多年的生物因素致病的单一疾病观发展为生物、心理、社会因素共同致病的"三维疾病观"，即疾病不仅仅指躯体疾病，而且还包括心理疾病和心身疾病。与现代医学模式相呼应的人性主义心理学（psychology of humanism）认为，人性是人的生物属性、精神属性和社会属性的有机统一体，疾病的形成、病程和转归必然由躯体、精神和社会三种属性决定。因此，帮助病人建立"三维健康观"、"三维疾病观"，认识心理社会因素对疾病发生、发展、转归和康复的影响是病人心理健康教育的首要任务。

（二）心理健康教育要点

1. 帮助病人认识影响健康的心理社会因素

影响健康的心理社会因素包括外部因素和内部因素。外部因素包括生活事件、社会支持与慢性应激刺激；内部因素包括个体易感性和应对方式。教育的目的是帮助病人认清心理社会因素对健康的影响具有双向性特征，它既是影响健康的致病因素，又是促进健康的治疗因素。对因心理社会因素患病或加重病情的病人，应帮助其建立积极的心理防御机制和社会支持系统，努力消除心理社会因素对病人健康的消极影响。

2. 帮助有生活事件的病人减少负面影响

生活事件对人体的影响依事件的性质不同，反应程度各不相同。当在心理社会评估中发现病人有近期生活事件和慢性应激刺激时，应进一步评价这些刺激因素对病人健康的影响程度。可利用"生活再适应量表"，让病人将近一年中生活发生转变的事件列出，再根据生活改变的积分预测个体出现健康问题的可能性。积分超过300分者，80%会出现明显的健康问题；积分在150～299分者，50%出现类似的健康问题；积分在150分之下者，30%出现健康问题。依据评估结果指导病人理解生活事件改变的积分越高，患病机会越大，加深对心理社会因素是致病因素的认识，减少个体易感性，减轻心理反应程度，主动消除心理社会因素对心身健康的负面影响。

3. 帮助有不良应对方式的病人建立积极的心理防御机制

由心理社会因素导致的疾病有两种应对方式，即积极的应对方式和消极的应对方式，采用何种应对方式与压力的性质、对压力的感知程度、以往应对压力的能力或经验、个体的人格特征及个体的支持系统有关，实施教育时应对上述影响因素进行评估。对有严重生活事件（如丧偶、离婚、亲人死亡、遭受暴力袭击等）、个体反应敏感、对压力感知程度高、缺乏压力处理经验和个体支持系统的病人应作为重点教育对象，帮助其建立积极的心理防御机制。

防御机制是人们处理压力事件时的思想、态度、行动的总称，是帮助个体应对压力带来的焦虑所采用的一种应对机制，是个体的自我保护反应，其目的是阻止个体所不希望发生的情形出现。防御机制不同于压力对人体产生的压力反应，它主要是精神方面的内容，也包括个体应对特定压力情形的行为反应。防御机制的基本功能是：①帮助个体延长彻底处理冲突的时间；②掩盖真实的感情、害怕和冲突；③减轻焦虑；④以社会可接受的方式释放内心强烈的感情；⑤将不可接受的行为转化为可接受的方式。病人常见的防御机制有：①抑制，即将不愉快的想法压抑于潜意识中，不愿释放和表达；②文饰，以自圆其说来解释自己的行为，将自己的真实感受掩盖起来；③投射，将自己不愉快的情绪归因于他人；④退化，个体的行为倒退到早期幼稚的行为阶段；⑤置换，将情绪中的一个目标转移到可以接受的另一目标，以减轻不良情绪带来的痛苦；⑥升华，将无意识的冲突以社会能接受的方式表示，使之具有建设性。前4种属于消极防御机制，后2种为积极的防御机制，采用何种防御机制应对疾病，取决于病人的态度。在实施心理健康教育时，应注意观察病人对不同情形的行为反应，病人对这些反应的解释，以及这些反应的有效性，判断病人的行为反应属于何种应对模式，向病人解释消极模式对病人的危害，帮助病人学会运用积极的模式促进机体的康复，充分发挥心理防御机制对疾病的治疗作用。

4. 帮助无助的病人建立社会支持系统

心理社会支持是病人可利用的外部资源，其功能是帮助病人调动内在的心理资源以处理情绪的问题，承担病人的各种任务或分担他们的艰辛与痛苦，为病人提供金钱、物质、技能、信息及劝告等，以帮助病人处理所面临的应激情景。心理社会支持系统是来自社会各方面，包括家庭、亲属、朋友、同事、伙伴、工会等个人或组织所给予病人精神上和物质上的帮助与支持的系统。心理社会支持系统的好坏对增加或减少疾病的危险性有重要意义，但心理社会支持对病人处理应激事件的作用也并非都是积极的，如果支持不当或支持过度，也可能起到消极作用。近年来，因"豆奶"、"疫苗"等引起的小学生流行癔病研究表明，获得较多心理社会支持的儿童（父母宠爱、老师关爱）流行性癔病的抵抗力较低。因此，在心理健康教育中应对病人心理社会支持的程度和病人利用心理社会资源的情况进行综合评估，判断病人有无心理社会支持系统、提供支持的类型、支持的来源、支持的数量和利用度、支持的质量和类型、对支持的需求和反应等。心理社会支持的类型包括信息支持、情感支持、实体支持和归属支持，在分析病人心理社会支持的类型时要判断病人缺乏的是来自哪方面的社会支持，以便在教育中有目的的调动和利用有效的、病人需要得到的外部资源，同时还要注意病人对外部资源的利用度。社会支持利用度是指调动社会网络，利用他人支持和帮助的程度，可利用的资源包括家庭支持、朋友支持和同事支持等。社会支持利用度受多种因素影响，如病人的社会交往能力、性格倾向、所患疾病对病人交往的限制等。在实施心理健康教育时对经历过生活事件并缺乏社会支持的病人应向其说明心理社会支持对促进疾病康复的意义，调动其利用社会支持的积极性，同时向家属说明为病人提供心理社会支持的作用、意义和方法，共同为促进病人的康复建立起良好的心理社会支持系统。

二、心身疾病的心理健康教育

（一）概述

心身疾病是一组躯体疾病，其发生、发展、转归和防治都与心理社会因素密切相关，尤其是精神障碍引起的躯体疾病，必须用心理治疗才有效，因此又叫心理生理疾患。这类疾病不仅有心理症状，而且还有组织器官形态学改变的病理基础。心身疾病不是一个单一的疾病单元，它是存在于全身各个系统的一组疾病，常见的心身疾病有：①循环系统，冠心病、原发性高血压、原发性低血压、心律紊乱；②呼吸系统，支气管哮喘、血管过敏性鼻炎、过度换气综合征、枯草热；③消化系统，消化性溃疡、溃疡性结肠炎、结肠过敏、神经性厌食、神经性呕吐及食道、贲门或幽门痉挛等；④泌尿系统，神经性多尿症、阳痿、月经紊乱、经前紧张症；⑤内分泌代谢系统，肥胖症、消瘦、糖尿病、甲状腺功能亢进；⑥神经系统，偏头痛、紧张性头痛、痛觉过敏、痉挛性疾病；⑦肌肉骨骼系统，类风湿性关节炎、痉挛性斜颈；⑧皮肤系统，神经性皮炎、慢性荨麻疹、湿疹、银屑病、斑秃、多汗症；⑨其他，恶性肿瘤、人身毒血症、青光眼、弱视、口腔炎。

从以上疾病类型可以看出，心身疾病分布在医院的各个科系，无论在门诊还是病房都占有相当大的比例，其中心血管、呼吸、内分泌和消化系统的心身疾病最常见。目前认为，确认心身疾病必须具备下列特征：①以情绪障碍为主要发病因素之一；②常有特殊的个性心理特征，如 A 型性格与 C 型性格；③发病率有明显的性别差异，女性高于男性；④同一病人可患几种性质类似的疾病，如冠心病、糖尿病等；⑤有同一疾病或类似疾病的家族史；⑥常有缓解——复发的倾向；⑦这些疾病常与内分泌系统和植物神经功能密切相关，往往受丘脑或丘脑下部功能的影响。这些特征虽然描述了一定的规律性，但在实际应用中很难辨识。因此，护士在进行健康教育时应加强对心身疾病相关知识的学习，正确识别心身疾病的常见症状，有的放矢地实施教育。教育的目的是帮助病人认识心身疾病的特点和常见症状，了解心理因素在病因和病程演变过程中的作用，积极消除心身疾病的致病因素和影响因素，建立良好的健康行为。

（二）心理健康教育要点

1. 帮助病人认识心身疾病的特点

向病人说明正常机体的生理反应与心理活动是协同发展的，在任何时候有心理活动就会有心理反应，如果不良的心理反应持续过久，就可以导致器官的功能紊乱，甚至发生器质性病理变化。因此，帮助病人认识心身疾病的特点，有利于增强病人的预防意识，尽量减少心理因素对机体的不利影响。心身疾病具有以下患病特点：①在病人的躯体上可以查出器质性病变或病理生理过程；②本病是由情绪和人格因素引起的；③躯体变化与正常心理反应时的生理变化相同，但更为强烈和持久；④本病不是神经症和精神病。

2. 帮助病人认识心身疾病的常见症状

向病人说明由于心身疾病涉及全身多个系统，症状繁多，很难一一列举，但概括起来主要有两大类，即躯体症状和心理障碍，如高血压伴焦虑状态、胃溃疡伴忧郁状态或神经性厌食等。其特点是心理障碍是因，躯体障碍是果，但后者亦可反过来影响心理活动。两者互为因果的特点使得病人在不同的疾病阶段，出现不同的躯体症状和心理紊乱症状。最常见的心身症状有：注意力不集中、记忆力减退、脑力疲劳、易激惹、兴奋性增高、情绪不稳定、焦虑、抑郁、睡眠障碍、头昏、头痛、昏厥、性功能减退、胸前区压迫感和刺痛、胸部压迫感、呼吸困难、喉部块状阻塞感、食欲不振、厌食、口干、呕吐、上腹压痛、胃肠痉挛、颈间部疼痛、腰痛、肢体痛和痛经等。此外，还可以见到客观的躯体体征，如血压波动、脉搏易变、心动过速、早搏、胃酸过多或过少，消化不良、体温调节不稳定等。指导病人在向医生描述病情时，具体说明心身症状的特点和引起这些症状的因素，为正确的诊断和及时的治疗提供依据。

3. 帮助病人明确心身疾病治疗的要点

临床上治疗心身疾病的基本原则是在治疗躯体疾病的基础上积极进行心理治疗和药物干预。心理治疗包括认知治疗、行为治疗、放松训练、脑波治疗等，药物治疗包括抗焦虑药物、抗抑郁药物、催眠药物等。在进行心理健康教育时，应根据病人所患心身疾病的特点和治疗方法，做好治疗相关知识教育。例如，心理治疗是一个过程，需要多次复诊，不能企求一次解决所有的心理问题；对心理医生布置的训练任务要督促病人按要求完成，如放松训练每天至少做 2 次，每次不少于 20 分钟，不能随意减少或终止训练；对应用的抗焦虑、抗抑郁等药物，要说明用药的注意事项，强调新一代抗焦虑、抗抑郁药物具有服用方便、副作用少、疗效确切等优点，在服药期间，尽量按医生的要求做到足量足疗程治疗，不能随意减药或停药。同时，向病人说明药物的起效期是 2 周，在此期间会有一些用药反应，如胃肠道反应、焦虑反应和神经系统的反应等，告知病人这些反应属正常反应，机体可以耐受，不必紧张，也不能自行停药，待 2 周后药物的治疗作用出现时，这些反应症状可逐渐减轻或消失。鼓励病人积极配合治疗，提高治疗的依从性。

三、躯体疾病的心理健康教育

（一）概述

健康是人与环境进行物质、能量和信息交流过程中，机体的内外环境相对稳定的状态。当机体功能遭受致病因素（如生物性、理化性、心理社会性因素）损害时，自身稳定调节机制发生紊乱，诱发一系列抗损害反应，致使病变组织及相关器官发生形态结构、机能和代谢异常，器官之间和与外环境之间协调关系障碍，引起多种症状、体征和行为异常，使个体适应环境的能力和劳动力减弱、丧失，有时甚至死亡。在疾病发生发展过程中，始终贯穿着损害与反损害反应，这就是疾病形成的过程。当机体出现组织器官损害时表现为机能和结构异常称为躯体疾病。临床上许多躯体疾病虽然没有明显的心理社会致病因素，但在患病的过程中，疾病的症状和体征始终被大脑所感知着、评价着、产生相应的心理或行为反应。认识这些反应，对指导病人积极应对，减少心理因素致病的消极因素有重要意义。这些反应包括以下情况。

1. 疼痛反应

疼痛是临床最常见的症状，疼痛对病人有两方面的意义，一是疼痛意味着机体有损伤，这种损伤多为躯体组织的损伤，但也可以是精神性损伤，慢性疼痛如不治疗，其本身即能严重损伤机体，所以疼痛是机体损伤的信号；二是疼痛会引起植物神经反应、情感反应、躯体运动反应和行为反应，这对机体是一种保护性反应。常见的疼痛有组织损伤性疼痛、心理障碍性疼痛、躯体妄想性疼痛、内脏痛和牵涉痛。机体对疼痛的反应受心理因素和社会文化因素影响，产生不同的反应效应。

2. 感知过敏反应

当病人感到疾病原因、疾病痛苦和行为丧失的社会后果时，可以出现感知觉过敏状态或激惹状态，表现为警觉性增高，对突然发生的轻微声音或动作也易引起惊跳，常因小事吵闹，注意力不集中，思维杂乱如麻，做事茫然无绪，差错增多，等等。还可发生一些行为变化，如说话口吃，词不达意，社会活动减少，不愿与人接触，无意识动作增多，如咬牙、拗手指、坐立不安或连续不断地吸烟等。

3. 躯体转移性反应

由于个性易感因素，部分病人可出现躯体转移症状，如病变器官因性机能障碍加剧，出现尿意频频、里急感、心悸、手颤、面部肌肉紧张、月经失调、失眠、多梦、噩梦、全身倦怠、头晕等。

4. 过度防御反应

患病过程中病人均不同程度地应用心理防御机制缓解心理紧张，常用的方法有合理化、压抑、投射、倒退、升华、否认、补偿等。心理防御机制可在短时间内使心理平衡，如没有防御机制将会出现心理障碍和躯体表达性症状。但如果持续存在消极的或过度、过强的心理防御反应，就有可能将躯体疾病演化为心理障碍。

上述反应可在各类躯体疾病中出现，有的比较隐匿，症状、体征不够明显，有的则比较突出。但无论何种情况，及时发现和处理躯体疾病伴随的心理反应是心理健康教育的重要任务。

（二）心理健康教育要点

1. 帮助病人认识躯体障碍对心理活动的影响

躯体疾病对病人心理活动或态度的影响取决于疾病的性质、病情的严重程度和病人的个性心理特征、年龄、经验以及当时的心理状态。患相同疾病的病人，不同感染、肝细胞炎症，引起肝大、上腹部疼痛、肝功能异常、继发消化功能紊乱。这些症状、体征对于一个开朗外向的人来说，可表现为有理智地承认患病的现实，激动、迫切地要求就医治疗；而对于谨慎、内向的人则会出现怀疑、多思、自我发泄、烦躁不安等情绪反应，脱离现实地处理问题。倘若病人有一些医学知识，可能会及时就诊，积极治疗疾病。反之，就可能会脱离现实地轻视病情，不按时就医。因此，护士在实施心理健康教育时应注意判断影响病人正确应对躯体疾病的因素，帮助病人认识心理活动产生的原因和对疾病的影响，指导其在疾病的发生、发展和转归的过程中始终保持积极向上的心态，客观现实地处理好躯体疾病带来的心理问题。

2. 帮助病人认识躯体疾病引起的心理行为异常现象

躯体疾病由于有组织器官的障碍常常导致器官功能的丧失、活动的异常、疼痛或继发的该系统功能失调，它的性质、部位、程度、持续时间和生物学后果严重影响和制约病人的认知、情绪、行为方式和态度体系，使病人出现不同程度的心理应激反应、情绪反应和心理防卫反应。躯体疾病所致的心理行为异常主要表现在以下方面：

（1）意识障碍。各种疾病引起的脑功能障碍如肺性脑病、肝性脑病、心源性脑病、肾性脑病、严重的感染等，均可造成脑功能损害，出现不同程度的意识障碍，如嗜睡、朦胧、幻觉、妄想、谵妄等意识障碍。这些意识障碍的症状多数是属于一过性的或暂时性的，会随着病情的好转和稳定逐渐减轻或消失。

（2）认知障碍。有些神经系统疾病可对病人的认知功能造成损害，出现不同程度的认知障碍，如注意力不集中、记忆力减退、出现遗忘，对人物、时间、地点、空间定向等认知发生障碍。尤其是老年痴呆病人，痴呆的病情演变是一个慢性病过程，可持续多年。认知障碍的出现是一个渐进的过程，早期多表现为遗忘，尤以近期记忆障碍为主，常产生虚构来掩饰其记忆功能的缺损，故不易被人发现。在患病过程中注意障碍会经常出现，时间和定向障碍出现较早，晚期出现时间、人物、地点定向障碍,因无内省能力而经常发生走失等意外情况。因此,对有认知障碍的病人,在实施健康教育时一定要向家属说明认知功能障碍的危害,帮助家属建立安全防护意识,加强对病人的监护和关爱,防止意外事件发生。

(3)情绪障碍。躯体疾病引起的情绪障碍多为消极的情绪反应,常表现为恐慌、愤怒、罪恶感、焦虑和抑郁等,这些负性情绪往往成为影响病人心身康复的重要因素,如得不到有效调整则会增加发生并发症的机会,加重病情甚至贻害生命。临床研究表明,住院病人常见的负性情绪有三种,即反应性焦虑、反应性抑郁及焦虑和抑郁的混合状态。

外科领域的病人焦虑反应比较常见,其反应特点与手术密切相关,反应程度与手术时间形成倒"U"形曲线,即焦虑程度随着手术日的临近逐渐升高,到手术当日达到最高峰,以后随着手术后的恢复,焦虑程度逐渐减轻或消退。有些外科疾病焦虑和抑郁的共病现象也比较多见,如某些影响体像的整形手术、截肢手术、男女生殖器官的手术、改变生活方式的各种造瘘手术;某些有生命危险的心脏手术、颅脑手术和需要接受供体的器官移植手术等,由于这些手术常使病人产生一种心理上的损失感和身体上的不完整反应,这些损失感不但是脏器或肢体的损失,而且还包括性功能、独立生活能力和自我估价等方面的损失感,尤其是当手术效果不符合期望时,更容易加重负性情绪反应。有文献报道,术后的焦虑、抑郁不仅会延迟伤口愈合,而且还会出现术后精神障碍等并发症,加大了治愈的难度。因此,在对外科病人实施健康教育时,应针对其情绪反应特点,做好围手术期的心理健康指导,利用术前准备、术前访视和术后监护的时机对病人进行情绪疏导和手术适应行为训练,努力减少负性情绪对手术效果的影响。

内科领域的病人尤其是心血管病、糖尿病、肿瘤等慢性病病人的情绪障碍以抑郁、焦虑和抑郁的混合状态多见。长期患病导致的抑郁情绪如不能及时发现并得到有效的调整,不仅会影响疾病的康复,而且严重的抑郁发作还有可能使病人产生自杀的观念或自杀行为。文献报道,由疾病引起的抑郁障碍,其症状比较隐匿,往往被认为是疾病所致的正常情绪反应,有些药物也可以引起抑郁障碍,如果对这些现象不加以重视和积极处理,会发展成抑郁症。躯体疾病伴随抑郁症的病人,可出现情绪持续低落、缺乏动力、丧失兴趣、思维反应迟钝、注意力不集中、记忆力减退、食欲或性欲减退、失眠早醒、自我评价低、易产生自杀观念等症状。这些症状与疾病症状混合发生,很难鉴别。如果处理不当,个别病人抑郁发作会在住院环境下自杀。因此,护士在进行心理健康教育时,对易产生抑郁障碍的躯体疾病病人给予高度重视，发现有抑郁障碍的迹象应及时对其进行心理指导，分析引起抑郁的原因，同时应利用社会支持系统对病人给予情感支持，教育家属认识抑郁发作的症状和引起自杀的危害，并加强对病人的安全监护。

（4）行为异常。某些躯体疾病除有情绪障碍外还伴随一些行为异常的表现，如甲状腺功能亢进的病人可有精神兴奋性增高或狂躁的行为表现；垂体功能减退的病人轻者可出现呆滞、淡漠、言语行为迟缓的症状，重者可出现重性精神病的行为表现，如人格改变、思想迟钝、不修边幅，甚至丧失工作能力。胰岛 β 细胞瘤或肝脏疾病引起的低血糖急性发作时，病人可出现躁动兴奋、手足震颤等行为表现。某些手术病人，如颅脑手术、心脏手术、眼部手术、腹部手术等病人，术后部分病人早期以意识障碍多见，但在麻醉清醒 2 ~ 5 天后又出现嗜睡、谵妄状态，有的病人在谵妄状态后残留幻觉、妄想症状，导致行为失控。某些隐私性疾病、传染性疾病等，被歧视的恐惧压力可使病人产生退缩行为或报复行为。因此，在对以上病人实施心理健康教育时，应注意观察病人的行为异常特征，判断病人的行为表现可能引起哪些不安全因素，指导家属学会如何识别病人的异常行为，并在发生这些行为时采取及时有效的措施加以防护。

四、康复病人的心理健康教育

（一）概述

传统的康复观仅限于对残疾人及病人身体的康复，现代康复观则强调全面康复，除机体康复外还要注重心理康复和重返社会。心理康复在全面康复中扮演着重要角色，它对机体康复、恢复社会功能、预防疾病和防止疾病复发等方面有积极的促进作用。心理康复的过程就是将病人在患病过程中出现的心理紊乱状态调整到心理平衡状态，促进病人向全面康复发展。康复病人的心理健康教育主要有两大任务：一是促进病人的心理康复，使其达到全面康复的水平；二是减少不良心理因素对康复过程的影响，提高病人对执行康复计划的依从性。教育的目的是使病人充分认识心理康复对促进机体康复和重返社会的意义和作用，积极调整因躯体疾病引起的心理紊乱状态，以积极的心态投入到康复治疗的活动中去。

（二）心理健康教育要点

1. 帮助病人认识心理康复在全面康复中的作用

由心理社会因素导致的心身疾病或由躯体疾病引起的心理不适都会出现不同程

度的心理紊乱现象，在意识、认知、情感和行为层面上出现一系列的心理反应，有些反应性症状虽然会随着病情的好转逐渐减轻或消退，不会对机体康复造成影响，但对反应过度或罹患心身疾病的病人，心理社会因素与躯体疾病互为因果的致病机制必然成为延迟康复的重要因素。现代医学研究已证实，具有某些心理行为特征或个性特征的人对某些疾病具有易感性，即使通过治疗能缓解症状，但由于致病的心理特征没有改变，疾病还会反复发作，经久不愈，对这些特征的病人，心理康复就显得尤为重要。临床上比较典型的是与心理社会致病因素密切相关的心血管疾病，临床研究发现，A 型行为模式与冠心病的发病率有关。A 型行为模式是由病人特定的个性心理特征而表现出来的行为模式，典型的特征是有不可抑制的进取心，表现为争强好胜的动机、敌意、醉心于工作，常有时间紧迫感等。与之相对应的 B 型行为则表现为与之相反的行为特征，如缺乏竞争性，没有进取的主动性、喜欢较松散的生活、无时间紧迫感等。造成这两种行为模式的差异主要是由于环境的紧张和压力所致。美国一项追踪 8 年的研究表明，A 型行为模式冠心病发病率是 B 型行为模式的 2 倍，并且复发率是 B 型行为的 5 倍。有人认为，A 型行为模式是造成冠心病的最重要的危险因素之一，A 型行为模式对冠心病的发生和发展起了"扳机"作用。国内外对冠心病发病机理研究证实，A 型行为不但是急性心肌梗死的发病危险因素，而且亦是发病后影响预后的重要危险因素。研究者强调，如果能改变 A 型行为模式，减少机体对外界刺激因素的过度反应、降低交感神经张力、降低血液黏度，恢复良性的负反馈调节，就能使冠心病向好转方向发展，研究也证明 A 型行为模式是可以转化的。以上例子说明心理康复在促进疾病康复和预防疾病复发中都起着不可忽视的重要的作用，通过心理健康教育，应帮助病人树立全面的康复观，使之能积极参与心理康复过程，主动改变不利于疾病康复的行为模式，努力达到真正意义上的全面康复。

2. 帮助病人认识康复过程中的心理问题和心理障碍，并及时予以疏导和纠正

在疾病康复中，许多因素可影响康复治疗的进程和康复的效果，较常见的有以下几种：

（1）错误认知对康复的阻碍与干预。康复过程常见的错误认知包括以下四个方面。

1）否认作用，即拒绝承认现实。由于过度否认导致个体不能准确了解和接受现实，对病残的反应可表现为抑郁或心境较为平缓，这期间病人虽然可进行康复训练，但进展不大。如果病人有某种严重疾病导致社会功能障碍或躯体的明显残疾，最终

因否认无效出现焦虑或抑郁的情绪障碍，导致病人暂时终止康复过程。对完全性否认的病人，教育的重点是说明持久性康复的意义并鼓励其积极参与康复计划的制订和执行，避免一味纠正其否认的态度。

2）认同延迟。疾病或残疾的突然发生，不仅使病人马上体验到丧失的痛苦，而且会立刻接受来自躯体和心理的不良刺激，产生对治疗过程中痛苦的惧怕体验。当接受康复治疗时，病人会把残疾和随后与其有关的康复治疗看成是不良刺激而不愿参加康复治疗，以回避他认为是惩罚的各种活动，这种现象叫认同延迟。认同延迟的病人往往采取逃避的方式，拒绝治疗或不配合治疗。一般情况下逃避行为经过一段时间后会逐渐减少，教育者应注意评估病人的行为表现，判断引起逃避的原因，及时修订训练计划，循序渐进地增加训练内容，减少训练中的负性情绪，指导家属对病人的积极行为给予充分的肯定和鼓励，使其坚定康复的信念，积极参与训练活动。

3）失能评价。疾病和躯体残疾会使病人丧失机体的某些机能，有的病人终生需要他人照顾，因此，在躯体病残的急性期过后，病人几乎无一例外地产生失衡评价，从而导致抑郁、失望甚至自杀，表现为拒食、拒绝治疗和攻击等行为。对躯体残疾后机体机能的丧失程度，大多数病人及其家属并不完全了解，也不具备这方面的医学知识，因此，他们的失能评价往往是不正确的，存在过分看轻或夸大、歪曲性质。由此导致的后续行为反应将严重影响到对残疾的适应以及对康复计划的执行。对此，心理健康教育的重点首先是向病人及其家属说明躯体病残的部分失能是客观存在的，以免病人产生"残疾只是暂时的"不现实幻想或导致否认躯体病残的事实；其次病前适应能力较好的病人，可以公开病残的失能程度和可以恢复的程度，以明确康复的目标，激发病人的行为动力。

4）不合理信念。由社会文化背景的差异而导致的对某些躯体疾病的不合理信念，常见于因病残引起的性功能丧失的病人。如某些截瘫病人从未想到过性功能的康复，按传统观念截瘫将丧失性功能，而医学上讲运动与感觉同时受损者与仅有运动缺损而保留感觉的截瘫病人其性欲感受是不同的，其康复目标也有所区别。女性生殖器官的手术也只是部分地影响到性欲功能和性生活质量，但由于不合理信念，许多夫妻在女性切除了子宫和卵巢后自动放弃了性要求和性生活。另外，受传统观念影响，肾病或肾移植手术后病人或被迫，或自动放弃性生活，以避免"精"气的消耗，从而严重影响了夫妻感情和生活质量。这些不合理信念常常是导致病人严重羞愧、抑郁、焦虑的原因。因此，心理健康教育的重要任务是帮助病人改变不合理的信念。应告诉病人，人类的性行为是取决于生物和心理两种因素，性问题除了是一种生物现象外，还是一种微妙的情绪体验，生物方面的损伤往往可以通过情绪体验去补偿，只要在正确的知识指导下，通过夫妻双方的努力，还是能够达到一定质量的。通过解释和科学知识的灌输，消除病人因性问题所致的焦虑和抑郁情绪，告诉病人及其伴侣性功能的康复同感觉、运动康复一样，是正常的、正当的，应积极采取医学措施加以改善，提高生活质量。

（2）不良情绪对康复的影响与干预。疾病和残疾对病人情绪的影响主要体现在自尊的丧失和因不能自理而产生的负性情绪。急性期（最初三周），病人可出现情绪休克，表现为对自己的状态漠然视之或麻木，不少病人由于要克服因手术或治疗带来的痛苦，可暂且忽视身体的残疾，但当急性期过后，进入康复阶段，不良情绪就会影响康复的过程。影响康复过程最常见的负性情绪是焦虑、抑郁、愤怒和过分依赖。表现为情绪不稳定，易受激惹，充满敌意和攻击性，缺乏动力，对前途悲观失望，甚至因绝望而采取自杀，躯体、社会和情绪的高度依赖使病人角色得到强化，不愿意接受自理训练，使重返社会的康复目标受到阻碍。在心理健康教育中，教育者要善于观察这些负性情绪的行为表现，及时发现和处理因情绪障碍引发的不良情况，如攻击身边亲人或医护人员，不执行康复计划，对自己生闷气，拒食，收集可用于自杀的药品或用物，情绪突然由阴转晴，假装愉快来麻痹亲人以寻求自杀机会，或行为向儿童一样，期望得到额外的照顾，不愿接受自理能力训练等。将这些情绪反应特点告诉病人家属，取得家属的配合，在病人出现情绪反应时给予积极的心理支持和疏导，帮助病人建立康复信心，对病人主动参与康复活动的行为给予及时的肯定与鼓励，对康复过程中出现的微小进步给予积极的心理暗示，当出现焦虑、抑郁情绪和攻击行为时，指导病人用放松技术缓解情绪压力。

（3）不健全人格对康复的影响与干预。许多研究表明，人格因素在疾病的发生、发展和转归中起重要作用，不健全的人格特征可成为影响疾病康复的重要因素。如偏执型人格的人在遇到疾病挫折时容易把患病或伤残的责任推给别人，在康复过程中常会视别人的好意为动机不良，甚至会怀疑治疗的效果，从而严重地阻碍了康复的进程。对此类病人应做好人格与疾病关系的解释，使之意识到不良人格特征对康复治疗的负面影响，以科学的解释消除病人多疑的心理；强迫型人格的人易追求完美，对自己要求过分严格、小心谨慎，对别人要求过于苛刻。在康复过程中表现出对自己病情的过分担忧和对医护人员的过分严格，不近人情，甚至抱怨医护水平太差，常不厌其烦地询问自己的病情及康复效果，如达不到要求会产生紧张、焦虑情绪。对此类病人，应认真而耐心地回答他所关心的问题，详细解释康复过程的意义和效果，缓解紧张焦虑情绪;癔病型人格的人，情绪不稳定，行为过分夸张，常以自我为中心，富于幻想并具有高度的暗示性，在康复过程中情绪变化无常，利用此类病人易接受暗示的特点，可多采用积极暗示提高康复的依从性。冲动性人格的人，其行为和情绪具有明显的冲动性，在情绪激动时常不能控制自己的情绪，但间歇期则正常，对此类病人以保持其情绪稳定为主，避免因冲动而做出不利于康复的行为。

（4）不良社会因素对康复的影响与干预。不良社会因素对康复的影响，主要表现在家庭成员、工作单位、社会对病人的态度和社会支持系统的保障力度上，同情、理解、接纳、支持、关心、照顾、鼓励的态度对病人建立康复信心，努力实现从返社会的康复目标有积极的促进作用。相反，如果采取嫌弃、厌烦、歧视、嘲弄、侮辱、放弃、将病人视为累赘的态度，将会对病人的心理造成致命的打击，不仅影响疾病的康复进程，而且还有可能导致病人放弃治疗，甚至自杀的恶性后果。因此，在实施健康教育中，应对影响病人康复的社会因素进行评价，向家属及其所在单位的领导、同事说明积极社会支持的意义与作用，帮助病人建立完善的社会支持系统，使病人对回归社会充满信心。

（5）医源性因素对康复的影响与干预。病人在与医护人员密切接触的康复过程中，各种医源性因素必然会对病人的心理产生这样或那样的影响，最常见的影响因素是医护人员的态度、语言、操作水平、治疗程序的复杂程度、治疗中的痛苦和过长的时间以及过高的治疗费用等。由于疾病康复是一个缓慢的过程，要使病人在漫长的康复进程中始终保持积极的治疗心态，医护人员必须付出辛勤的努力。因此，教育者也应调整好长期作战的心态，不能期望通过一两次教育指导就能在病人身上产生奇迹般的效果，应与病人、家属结成康复联盟，用爱心、热心、耐心、信心和决心共同攻克康复进程中的障碍，为促进病人的全面康复而尽其所能。

第十三章
常见疾病的护理健康教育

01 | 原发性高血压的护理健康教育

一、概述

高血压是指在未用抗高血压药的情况下，收缩压≥140 mmHg或舒张压≥90 mmHg。如只有收缩压≥140 mmHg，舒张压<90 mmHg，则为单纯性收缩期高血压。高血压是内科常见病多发病之一，是明确的心、脑血管疾病最重要的危险因素，可导致冠心病、脑卒中及肾衰竭等并发症，具有高致残率和致死率。

据2002年全国调查显示，我国成人高血压患病率为18.8%，全国现有高血压病人约1.6亿，并以每年500万人的速度快速增加。目前，我国原发性高血压的防治存在三低三高现象，即知晓率低、治疗率低、控制率低和发病率高、并发症高、致残致死率高。为此，我国卫生部将每年的10月8日定为"全国高血压日"。

高血压病人中约有95%属原发性高血压，发病可能与遗传和体质及一些危险因素相关。该病起病隐匿，病程可达二三十年，约半数病人早期无症状，常在体检时或因其他疾病就诊时发现，甚至有些病人出现了心、脑、肾合并症时才发现。目前其治疗主要是通过非药物方法和药物使血压得到有效控制，降压目标为普通高血压病人血压降至140 mmHg/90 mmHg以下，老年人的收缩压降至150 mmHg以下，有糖尿病或肾病的高血压病人的血压降至130 mmHg/80mmHg以下。

二、健康教育的内容

（一）有关原发性高血压的基本知识

介绍有关高血压发病的危险因素、诊断标准、发生发展规律、临床表现、并发症及其危害、治疗原则等疾病知识，强调控制高血压的必要性和可行性，使教育对象接受并遵循有关原发性高血压防治的行为指导。

（二）危险因素

原发性高血压的三大主要危险因素是：体重超重和肥胖、膳食高盐、中度以上饮酒。此外，还有一些其他因素与原发性高血压发生密切相关。

1. 体重超重和肥胖或腹型肥胖

这是原发性高血压发生的第一危险因素，同时也是冠心病和脑卒中发病的独立危险因素。肥胖者 11～15 年后约 60% 发展为高血压。中国成年人 BMI ≥ 24 为超重，≥ 28 为肥胖。其中腹型肥胖（即：男性腰围 ≥ 85 cm、女性 ≥ 80 cm）者高血压的危险为腰围低于此界限者的 3.5 倍。

2. 过量饮酒

少量饮酒对高血压的发生概率无明显影响，但长期大量饮酒是高血压的独立危险因素，高血压总体发病的 5%～7% 是过量饮酒引起的。

3. 高钠盐膳食

膳食钠摄入量与血压水平呈显著相关性，人群平均每人每天摄入食盐增加 2 g，可使收缩压和舒张压分别升高 2.0 mmHg 及 1.2 mmHg。

4. 吸烟

吸烟是公认的心脑血管疾病发生的重要危险因素，吸烟者高血压患病率有显著升高。吸烟可使血压在短时间内急剧上升 10～15 mmHg，使心率每分钟增加 5～20 次。

5. 缺少体力活动

体力活动减少是造成超重或肥胖的重要原因之一，也可增加高血压病人心血管病发生的危险。

6. 遗传

高血压具有明显的家族聚集性，流行病学调查表明，父母均患高血压者其子女患高血压概率高达 45%，双亲血压均正常者，其子女患高血压的概率仅为 3%。

7. 其他

精神心理因素精神紧张、不良的精神刺激、环境噪声等均可升高血压水平。另外，血型为 A 型性格不仅是冠心病的危险因素之一，也是高血压的危险因素之一。

（三）消除危险因素的措施

高血压的防治应强调针对不同层次的人群加强高血压的三级预防工作。高血压的第一级预防重点在于通过健康教育，倡导健康行为，提高民众自我保健能力，改变危险因素；第二级预防是通过对高危人群定期监测血压，达到早发现、早诊断和早治疗高血压，提高人群知晓率的目的；第三级预防以治疗为主，目的在于控制血压，减少病残和病死率。具体措施如下：

1. 合理调整膳食结构

（1）限制钠盐的摄入量：WHO 建议每人每日食盐量不超过 6 g，相当于北方居民减少日常用盐一半，南方居民减少 1/3。限盐方法：①减少烹调用盐，减少含盐高的调料使用量；②尽量少食各种盐腌食品，如咸菜、咸鱼、香肠等。

（2）适当补充钾、钙、镁：在限制钠盐摄入的同时，应适当增加钾的摄入量，可促进肾脏排钠、水，减少体内钠、水潴留，有利于降低血压。同时，适当的钙、镁摄入也有预防高血压的作用。中国膳食低钾、低钙，应增加含钾、钙高的食物，如绿叶菜、鲜奶、豆类制品等。

（3）减少膳食脂肪，适量补充优质蛋白质：应将膳食中脂肪的摄入量控制在总热量的 30% 以下，并适当增加优质蛋白的摄入。动物蛋白中，蛋白质量依次为：奶、蛋、鱼、虾、鸡、鸭、猪、牛、羊肉，鱼类蛋白质含量较高，且含有丰富的不饱和脂肪酸，可预防高血压和冠心病的发生；在植物蛋白中，质量最好的是豆类。

（4）多吃蔬菜和水果：增加蔬菜或水果的摄入，减少脂肪的摄入可使收缩压和舒张压均有所下降。素食者比肉食者有较低的血压水平，其降压的作用可能基于水果、蔬菜中食物纤维和低脂肪的综合作用。

2. 控制体重，防止超重和肥胖或腹型肥胖的发生

应努力使体重指数控制在 24 以下。控制体重应从儿童抓起，研究表明，肥胖儿合并高血压者有 13.7%，为非肥胖儿的 3.4 倍。减重的方法可概括为"吃饭适量，活动适度"。具体措施应包括：①减少总热量的摄入。包括减少脂肪的摄入，并限制过多糖类的摄入。②增加体育锻炼。可采取跑步、打太极拳、跳健美操等形式。

3. 限酒及戒酒

①血压正常者应节制饮酒或少饮酒；②血压偏高者最好不要饮酒；③已有饮酒习惯者应限制和尽量减少饮酒量，建议每日饮酒量：男性饮酒精不超过 30 g，即葡萄酒 < 100 ～ 150 mL（2 ～ 3 两），或啤酒 < 250 ～ 500 mL（半斤～ 1 斤），或白酒 < 25 ～ 50 mL（0.5 ～ 1 两）；女性则减半量，孕妇不饮酒。不提倡饮高度酒，也不提倡少量饮酒预防心血管疾病的做法。

4. 戒烟对高血压病人来说也很重要

一方面，尼古丁使血压一过性地升高；另一方面，尼古丁影响抗高血压药物的代谢，影响降压药的疗效，必须加大降压药物的剂量才能控制血压。吸烟还使恶性高血压和脑出血的发生率明显提高。所以，高血压病人应禁止吸烟。

5. 坚持适度的体育运动和体力活动

坚持适度而有规律的体育锻炼和体力活动有助于减轻体重，并能通过降低交感神经紧张度减少儿茶酚胺释放，增加血管顺应性，降低外周阻力使血压下降，运

动还可增强机体免疫力。运动项目可选择步行、慢跑、游泳、太极拳、门球等。运动强度必须因人而异，按科学锻炼的要求，运动强度可用运动时最大心率表示：最大心率=180（或170）－年龄；运动频度一般要求每周3～5次，每次持续20～30 min 即可，可根据运动者身体状况和所选择的运动种类以及气候条件等而定。高血压病人的体育运动最好在医生指导下进行，运动前最好了解一下自己的身体状况，以决定运动种类、强度、频度和持续运动时间。应该从轻度运动开始逐步加大运动量。

6. 减轻精神压力，保持平衡心理

不良的精神状态常使高血压病人较少采用健康的生活方式，并降低对抗高血压药物治疗的依从性。因此，有精神压力和心理不平衡的人，应尽量减轻精神压力和改变心态，正确对待自己、对待他人和社会，积极参加社会和集体活动。

7. 有规律的起居生活

规律性生活利于消除疲劳和紧张因素，要注意充分休息，避免血压突然升高。最好能养成午睡的习惯，研究表明，人体24 h血压呈双峰一谷：凌晨2～3时血压最低，晨起活动后迅速上升，上午8～9时出现第一个峰值；日间血压处于相对较高水平，午休时略降低，下午6时出现第二峰，峰值低于第一峰。高血压病人与健康人相比第一峰更为突出。中午午睡能使波谷更深更宽，有助于缓解心脏及血管压力。此外，要尽量避免醒来后突然起床，夜间突然起床常伴有一过性心肌缺血和心律失常，与心脏意外密切相关，因此，高血压病人要养成在醒来时静卧片刻再坐起的习惯。

（四）坚持正确用药和定期复查

高血压病人需要终身用药。病人如果能坚持正确用药，可有效控制高血压，降低致死率、致残率，减少并发症，提高生存质量。用药主要注意以下事项：

1. 坚持用药，忌忽用忽停

临床常见部分病人用药一段时间后血压恢复正常，症状消失，即认为疾病痊愈而自行停药，或等到血压高时再用药。应该认识到此时的血压正常只能说明目前选用的降压药和剂量基本合适，仍应坚持用药。如此时停药，不仅不能维持治疗效果，而且由于血压反弹或大幅度波动，会引起心、脑、肾发生严重的并发症，尤其是需长期服用的降压药，突然停药可由于血压骤然升高而造成严重后果。正确的服药方法是服药后出现血压下降，可采用维持量继续服药；或者在医生的指导下将药物进行调整，而不应断然停药。

2. 坚持适量用药，将血压维持在正常范围

按照高血压用药的目标，将高血压病人的血压降至正常范围，可以有效地降低

并发症的发生和发展。因此，高血压病人用药应足量，为了增加用药的依从性，尽量选用中长效降压药。

3. 逐渐降压，忌降压过快或过低

一些高血压病人希望血压降得越快越好，这种认识是错误的。血压降得过快或过低会降低心、脑、肾等脏器的血液供应，使病人感到头晕、乏力，还可诱发脑血栓形成等严重后果。

4. 采用正确的服药方法

原发性高血压病人的血压在清晨醒后变化最大，可以在数分钟之内上升15～30 mmHg，中午过后，血压会自行下降。这种血压变化规律致使病人早晨容易发生脑出血，而夜间则容易发生脑缺血。传统的每日3次的服药方法没有考虑这种血压变化规律，结果使清晨的血压控制不理想，而下午和夜间血压偏低。研究表明，峰值前1h给药可以提高降压效果，避免血压波动，降低心脑血管事件的发生几率。

5. 正确认识高血压药物的疗效和副作用

原发性高血压一旦确诊，病人需要终身用药。应该认识到：降压药最大的获利在于降低血压，从而保护了心、脑、肾、血管等靶器官的功能，推迟了并发症的发生，提高了生存质量，不能由于惧怕长期用药的副作用而停止用药。抗高血压药物一般都需经肝脏代谢肾脏排出，但不意味着对肝肾功能都有损害。一些药物的副作用也不意味着造成了相关器官的损害。小剂量联合用药常可使药物的副作用降低。如果副作用较明显，要在医生指导下进行调整，病人不要自己随意加量、随意服药，以免增加毒副作用。

6. 坚持定期复查

目的是及时了解和掌握血压和靶器官变化，根据病情及时调整用药；并从医务人员那里获得更多的关于健康及心理上的支持和帮助，增加治疗的依从性。病人切忌根据自我感觉来估计血压的高低。正确的做法是定期主动测量血压，每周至少测量两次。

02 | 冠心病的护理健康教育

一、概述

冠状动脉粥样硬化性心脏病（冠心病）指冠状动脉粥样硬化使血管腔狭窄或阻塞，导致心肌缺血、缺氧或坏死而引起的心脏病，亦称缺血性心脏病。它是临床最常见的心脏病，也是对健康危害最严重的疾病之一。近年来国内发病率、病死率都有明显增加的趋势，且发病呈年轻化趋势，是我国死因顺位前三位疾病之一。

冠心病的病因尚未完全确定，由多种因素引起。心绞痛型冠心病的诱因常为劳累、情绪激动、饱食、受寒等，在休息状态下或较轻微的活动后也可发生，因心肌供血供氧不足，出现心前区疼痛，一般持续 3 ～ 5 min，休息或舌下含服硝酸甘油可缓解；心肌梗死型冠心病多发生在晨 6 ～ 12 时，重体力活动、情绪过分激动、血压急剧升高或用力排便常可诱发，心前区疼痛多持续 30 min 以上，休息及舌下含服硝酸甘油常无效，并出现心律失常、低血压和休克、心力衰竭等严重症状，治疗可采取溶栓、冠状动脉成形术以及对症处理。

不同阶段的冠心病病人有不同的心理行为反应，主要有恐惧、焦虑和抑郁。

二、健康教育的内容

（一）有关冠心病的基本知识

介绍动脉粥样硬化的概念，冠心病的发病机制、临床特征、治疗原则等疾病知识。

（二）危险因素

研究表明，冠心病各危险因素之间有协同作用，同时具有舒张压 ≥ 90 mmHg、血胆固醇 ≥ 250 mg/dL、每日吸烟 ≥ 20 支、超重 20% 以上的人，患冠心病的危险是不具备上述 4 个因素者的 16 倍。

1. 高血压

因损伤动脉内皮而引发动脉硬化，并加速其发展过程，血压水平越高发展越快。既往血压峰值、患高血压年限均与患冠心病风险呈正相关。

2. 血清胆固醇

血清胆固醇水平与冠心病的患病率明显相关，而且其种类不同对心血管作用也不同，如低密度脂蛋白（LDL）与患心血管病的危险性呈正相关，而高密度脂蛋白（HDL）则与其呈负相关。

3. 吸烟

吸烟年龄越早、每日吸烟量越大、吸烟年限越长以及将烟雾吸入得越深越多，冠心病死亡危险就越高，戒烟可降低此危险。

4. 肥胖在高血压和动脉粥样硬化发生发展上起着决定性作用，尤其是腹型肥胖者患冠心病、高血压的危险性较高。

5. 缺乏体力劳动和活动

静坐工作状态和能量摄入多而消耗少可使人肥胖，流行病学调查表明，经常有规律地达到一定强度的体力活动（能量消耗应在 2 000 千卡／周以上）对冠心病发病和死亡具有保护作用。

6. 糖尿病

糖尿病病人中冠心病的发病率比非糖尿病病人高 2 倍，且糖耐量减低者中也常见本病。

7. A 型行为

A 型行为模式与冠心病发病相关。其表现为争强好胜、有时间紧迫感、好动和缺乏耐性，常有压力感、对生活不满意、焦急和神经过敏等。

8. 遗传因素

若近亲属中有在较年轻时患本病者，其患病几率可 5 倍于无家族史的人。

（三）消除危险因素的措施

冠心病的危险因素对冠心病的发生、发展均产生重大的影响，因此，应强调控制其危险因素。

1. 了解病因

控制高血压和高脂血症首先应让病人充分了解高血压、高脂血症对冠心病发生发展的作用，重视控制这两种危险因素的重大意义。

（1）控制体重：肥胖者应注意控制饮食，保持理想体重，并增加运动量。

（2）合理膳食：①减少食盐摄入量，每人每日食盐摄入量不超过 6 g。根据个人的饮食习惯，可采用分阶段减少的办法。对无高血压的冠心病病人，可适当放宽，但每日不应超过 10 g。②补充钙和钾，钙和钾对心脏和动脉有一定的保护作用，尤其是服用利尿剂的病人更应注意补钾。含钾较高的食物有豆类及其制品、畜肉类、禽类、鸡蛋、鱼类、蔬菜、水果（如橘、柑、香蕉、桃）、各类果汁；含钙较高的食物有奶类及其制品、豆类及其制品等。③减少富含脂肪、胆固醇食物的摄入，脂肪摄入应占总热量的30%以下，避免食用含饱和脂肪酸较多的动物性油脂及食物，如肥肉、动物皮、奶油、全脂奶等，尽量食用含不饱和脂肪酸较多的植物性油脂；胆固醇每日摄取量约为300 mg，忌食内脏、鱼卵、鲍鱼、带鱼、虾皮、乳酪等胆固醇含量高的食物，蛋黄宜一周2～3个，蛋白则不限制；少吃油炸、油煎食物。④保证充足的蛋白质摄入，应占总热量的15%～20%，宜选择优质的蛋白质，如脱脂牛奶、蛋、瘦肉、鱼、大豆及其制品等。⑤限制糖的摄入应占总热量的55%，宜摄取多糖类食物，如五谷根茎类，限制单糖类食物，如含蔗糖或果糖的饮料、各式糖果或糕饼等。总热量应依个体年龄、标准体重、活动量及病情而定；⑥多食含纤维素高的食物，胆固醇可经胆酸的代谢途径，于肠道与纤维素结合随粪便排出，同时纤维素可促进肠蠕动，减少便秘。故宜多食新鲜蔬菜、水果、未精制的全谷类。⑦少食多餐：每餐以七八成饱为宜，忌暴饮暴食，以免诱发心绞痛或心肌梗死。

2. 戒烟限酒

讲解吸烟、酗酒对心血管的重大危害，提倡戒烟，可制定分阶段目标，循序渐进达到戒烟目的；虽然少量低度酒能提高血中高密度脂蛋白量、红酒有抗氧化的作用，但长期饮酒可能会造成血三酰甘油水平的升高，因此不提倡饮酒。

3. 适当运动和锻炼

运动和锻炼能提高心肌利用氧的能力，降低心肌氧耗，促进侧支循环形成，增加心肌供氧。还能缓解或减轻胸痛、胸闷等症状，提高心脏工作能力及日常活动能力，降低冠心病的发病率和病死率。

（1）运动类型。应以强度低、大肌肉群参与、持续时间长、有节律的有氧运动为主。病人可选择快步行走、慢跑、游泳、骑自行车、登山、健身操、太极拳等。禁忌一些力量型运动，如举重、推拉、划船或携带重物等。

（2）运动强度。通常用心率来确定运动强度。如有条件通过分级运动试验测得达到最大运动强度时的最大心率（HR_{max}）训练心率又称靶心率（THR），THR=（HR_{max}－HR_{rest}）×（0.6～0.8）+HR_{rest}（安静心率）；如无条件进行运动试验，则可采用年龄预计的公式，即THR=170（或180）－年龄。还可以运用谈话运动水平来判断运动强度，即在运动中谈话，若不伴明显气促，则为运动强度；若能唱歌，说明强度不够大。也可根据运动中的自我感受，即适宜的运动强度为运动中感觉有点累，若觉得很累则说明强度过大。

（3）运动时间。通常分3期：①热身期，可做伸展运动、体操、步行和慢跑等，使肌肉、关节得到刺激，以免突然剧烈运动造成损伤。病情重、体力差者，此期可长些，为15～20 min；病情轻、体力好者可短些，为5～15 min。②锻炼期，一般持续时间20～40 min，也可分次进行。③恢复期，运动后需要10～15 min的恢复时间，做一些低水平、有节律的有氧运动，如散步，以使血压、心率逐渐恢复到热身前的水平。

（4）运动频率。通常每周3～5次，均匀分布在1周当中。

（5）运动进展速度。分为三个阶段：①开始阶段，强度应稍低，一般低于靶心率的10%，运动时间和频率也处于常规水平的下限，一般此阶段持续4～6周，当病人达到适应且体力有改善后，可逐渐增加运动量；②改善阶段，一般持续8～12个月，运动量的增加明显减慢，以至不再增加，即进入维持阶段；③维持阶段，此阶段就是要维持所获得的心肺功能。

（6）指导运动中的自我监护与处理：①运动中出现胸、腹、颈、臂、背疼痛，可能是心绞痛，应立即减慢并逐渐停止，若2～3 min仍未完全缓解，则需立即含服硝酸甘油，5 min后未缓解再含服0.5 mg，5 min后仍不缓解，应立即就医；②运动中出现以往未曾出现的呼吸急促感觉或脉搏节律不整，应立即停止运动，若出现眩晕、恶心或无力等可平卧。

（7）注意事项：①运动锻炼应在饭后1～2 h进行；②当身体出现各种不适，需在症状体征消失2 d以上才能恢复运动；③寒冷或炎热的气候下，要适当降低运动强度、缩短运动时间；④避免参与竞技性运动。

4. 保持情绪稳定

焦虑、抑郁等不良情绪，多与病人对疾病及今后如何保健等知识不了解、对未来生活缺乏信心有关。应向其强调不良情绪对疾病的影响，鼓励病人坚持遵从保健方案的要求，使其树立战胜疾病的信心，更好地回归家庭、工作和社会。若病人表现出高度紧张、焦虑不安，则可教给病人有关松弛训练的方法。当病人体力恢复到一定程度后可选择钓鱼、练习书法、绘画、摄影、弈棋等能调节情绪、促进身心健康、易于开展的文化娱乐活动。

5. 积极治疗糖尿病

尽早发现糖尿病，积极治疗，严格控制血糖，以防心血管并发症出现，提高对无痛性急性心肌梗死诱因及发病特点的认识，有利于预防和早期明确诊断无痛性急性心肌梗死。

6. 避免导致急性心肌梗死的各种诱因

过重的体力劳动，激动、紧张、愤怒的情绪，暴饮暴食，寒冷刺激，便秘，吸烟、大量饮酒均是导致心肌梗死的诱因，在日常生活中要注意避免。

（四）坚持正确用药和定期复查

冠心病病人遵医嘱坚持服药是极其重要的，许多病人在出院后一段时间因自行停药，导致疾病复发。因此，要让病人认识到坚持用药对预后的重要性，并督促病人坚持用药，定期复查，若出现不适而考虑是药物的副作用时，应及时就医进行调整。

目前，建议长期使用的药物主要有：他汀类血脂调节药物、阿司匹林、β-肾上腺素受体阻滞剂、血管紧张素转化酶抑制剂。

（五）急性心肌梗死先兆及发作时的自救措施

1. 先兆症状

20%～60%的急性心肌梗死病人于发病初出现先兆症状。若能及时入院积极处理，可使部分病人避免发生心肌梗死。先兆症状主要表现为突然发生的初发性心绞痛或出现较以往更为剧烈而频繁的心绞痛，发作时间延长、诱因不明显、多在安静休息时发生、含服硝酸甘油疗效差，有的甚至还伴出汗、恶心、呕吐、心律失常、低血压状态。

2. 发作时自救措施

一旦出现上述症状，应考虑可能发生了心肌梗死，应立即做好家庭自救。具体措施为：①病人立即就地休息，不要用力，舌下含服硝酸甘油1片，5 min 无效，可重复使用，同时口服或嚼服阿司匹林肠溶片 150～300 mg；②尽快向急救中心求救；③有条件者应尽快吸入高浓度氧气（4～6 L/min）；若病人突然出现意识丧失、心跳呼吸停止，家属在医生到来之前，应坚持实施心肺复苏措施，为进一步抢救赢得时间。

03 | 脑卒中的护理健康教育

一、概述

脑卒中是急性脑循环障碍迅速导致局限性或弥漫性脑功能缺损的临床事件，是临床的常见病、多发病，发病率、病死率、致残率均较高，目前为人类三大死亡原因之一。我国每年新发脑卒中病例150万，每年死于脑卒中者80万～100万，存活者中约75%致残，5年内复发率高达41%。

脑卒中分为缺血性和出血性两类。多由动脉粥样硬化和高血压性动脉硬化等血管壁病变引起，此外，血流动力学改变、血液成分和血液流变学的改变等也参与发病。剧烈活动、情绪激动、劳累、用力排便等是引起出血性脑卒中的常见诱因；长期卧床者易于发生肺部及泌尿系感染、下肢深静脉血栓形成、肢体废用综合征、压疮等并发症，给病人预后带来不良影响，并产生焦虑、抑郁、自卑、情感障碍等负性心理，严重影响其生活质量。目前，缺血性脑卒中主要是应用溶栓药、抗血小板药和抗凝药治疗，早期诊断和超早期治疗非常重要；而出血性脑卒中的治疗则是防止再出血、控制脑水肿、减低颅内压、维持生命功能和防治并发症。

二、健康教育的内容

（一）有关脑卒中的基本知识

为病人及其家属讲解病因和诱发因素、危险因素、常见症状及并发症、治疗原则等疾病知识。

（二）危险因素

1. 高血压

高血压是脑卒中最重要和独立的危险因素，收缩压和（或）舒张压增高均是各类脑卒中的危险因素，其危险度与血压高度呈线性关系。

2. 心脏病

风湿性心脏病、冠心病、心力衰竭、房颤等，特别是伴心律失常或心肌梗死者，因其可致血流动力学改变和（或）心内膜附着物脱落形成血栓栓塞，从而导致脑血流减少，增加 TIA、缺血性脑卒中的发生几率。

3. 糖尿病

糖尿病或糖耐量异常病人发生脑卒中的可能性较一般人群成倍增加。脑卒中急性期高血糖可加重脑损害和增加病死率。

4. 短暂脑缺血发作和脑卒中史

研究证明，TIA 愈频繁，脑卒中的可能性愈大。有脑卒中史者脑血管疾病复发率较一般人群高 4 倍。

5. 高脂血症

一方面，高脂血症可增加血液黏度；另一方面，胆固醇（TC）易于沉积在内膜下层，引起血管壁脂肪透明变性、纤维增生，加速脑动脉硬化进程。

6. 饮酒

酒精能促使血小板凝集，促发凝血反应和引起脑血管痉挛，但适量饮酒又可通过升高依前列醇（前列环素）、高密度脂蛋白胆固醇（HDL）和降低低密度脂蛋白胆固醇（LDL）而减少血栓形成。中、重度饮酒可增加中年人缺血性脑卒中的发病率及病死率。

7. 吸烟

脑卒中危险性与吸烟数量及持续时间相关，及时戒烟对脑卒中有预防作用，尤其是对 60 岁以下的高血压病人，或伴有心肌病、糖尿病及高脂血症等其他合并症的病人，更应该进行切实有效的戒烟，而且戒烟 2 年后脑卒中风险才会降低。

8. 高盐、高脂饮食

高盐饮食可通过升高血压、血脂与血黏度以及降低 HDL 而对脑卒中的发生产生作用。高脂饮食则通过引起高脂血症，加速动脉硬化进程而促使脑卒中的发生。

9. 体力活动减少及肥胖

体力活动减少易引起脂肪积蓄而引发肥胖，而肥胖易导致高血压、高血脂和糖尿病，因而肥胖亦对脑卒中的发生产生影响。

（三）消除危险因素的措施

1. 积极治疗相关疾病

如高血压、心脏病、糖尿病、TIA、高脂血症等。对这些病人应特别强调避免剧烈活动、情绪激动、劳累、用力排便等引起出血性脑卒中的常见诱因。

2. 合理膳食

病人的膳食应以充足蛋白质、丰富维生素、适量糖类、低脂、低胆固醇、低盐为原则。应多吃新鲜水果、蔬菜，增加水分的摄入（每天 1 500 ～ 2 000 mL），清晨起床后空腹喝一杯温开水或蜂蜜水，以补充因睡眠水分丢失所致的血液黏稠。保证充足的豆制品、牛奶、淡水鱼等蛋白质丰富但含胆固醇低的食物；避免高脂饮食；肥胖者适当减少热量摄入，控制糖果、甜食等，并禁食纯糖；高血压病人应限制钠盐的摄入，每天宜少于 3 g。

3. 戒烟限酒

4. 适当运动与活动

鼓励病人根据自身体力状况坚持慢跑、快走、打太极拳等运动锻炼，同时鼓励病人做力所能及的家务或工作，以促进病人心血管功能，改善脑血液循环，也有助于改善病人的社会功能。

5. 安全教育

老年人晨间睡醒时不要急于起床，最好安静 10 min 后缓慢起床，以防直立性低血压致脑血栓形成；体位变换时，动作要慢，转头不宜过猛；频繁 TIA 病人外出应有人陪伴，尽量减少独处时间，避免发生意外。

6. 警惕预兆，抓住就诊的时机

发生下列任何一个或多个症状时，应该立即去医院就诊：①一侧面部或手脚感到麻木、软弱无力、嘴歪、流口水；②短暂的意识不清或嗜睡、眩晕、摇晃不稳；③短暂的说话困难或听不懂别人的话；④难以忍受的头痛、喷射性呕吐；⑤一侧眼睛失明或视力下降。

（四）对长期卧床病人的身心指导

1. 避免压疮

帮助病人定时变换体位，按摩受压部位，促进局部血液循环；受压部位可使用预防用具如气圈、软枕等，也可使用医用气垫床；床单应保持平整、干燥、无渣屑。

2. 预防坠积性肺炎

帮助病人定时翻身更换体位，进行呼吸练习，掌握叩背技巧，以促进痰液排出，防止发生坠积性肺炎。

3. 防止便秘

进食富含纤维素食物，并指导病人或家属进行腹部按摩、提肛收腹运动，训练定时排便习惯。排便时避免屏气用力，以免颅内压增高。尤其高血压病人，避免因大便过度用力引起出血性脑卒中。

4. 预防尿失禁、尿潴留和泌尿系感染

保持外阴清洁，鼓励病人摄取足量的水。指导病人有意识地收缩膀胱及尿道括约肌，训练膀胱功能。

5. 皮肤护理

保持病人皮肤清洁，尿失禁者便后及时清洗被尿浸湿的局部皮肤；瘫痪肢体使用热水袋时，注意水温应低于 50 ℃，外包毛巾以防烫伤。

6. 进食体位

卧床病人进食应取坐位或健侧的头高侧卧位，且缓慢进食，以防食物反流造成误吸。

7. 心理疏导

由于长期卧床，病人的自理能力下降，很容易产生焦虑、抑郁、自卑、情感障碍等负性情绪，因此，健康教育者及病人家属应关心、体贴病人，了解病人心理动态，尽量满足病人的各种愿望，鼓励病人积极配合并主动参与康复训练，以期最大限度地减轻残疾，恢复自理功能，从而提高病人自尊感，改善负性情绪。

（五）坚持正确用药及定期复查

对有明确脑卒中危险因素者，如高血压、糖尿病、房颤、TIA 等，建议其应积极进行治疗并教其自我监控血压、血糖、心率等知识，每 2～3 个月复查一次血糖、血脂、心电图、血液流变学等。当出现脑卒中预兆时应及时就医。

告知病人及家属，抗血小板药阿司匹林、噻氯匹啶等对脑卒中二级预防有肯定效果，应坚持遵医嘱正确用药。阿司匹林宜饭后服用，以防胃肠道刺激，并注意观察大便颜色，及时发现消化道出血征象。噻氯匹啶可引起可逆性白细胞和血小板减少，应定期检查血象，并注意有无出血倾向，发现皮疹、皮下瘀斑、牙龈出血等立即就医。

（六）遵医嘱坚持康复训练

脑卒中康复训练的目的及意义在于改善运动、语言、认知和其他受损的功能，防止并发症，减少后遗症，促进病人功能康复，充分发挥残余功能，以争取生活自理，提高病人的生活质量。早期积极并坚持康复训练，在 3 个月内，绝大多数病人的功能改善可以达到最大限度。因此，在康复治疗师对病人运动、语言等受损的功能进行专业康复训练后，仍需要在社区或家庭中继续进行每周 1～2 次的康复巩固，以保持和促进病人功能康复。为此，护士要尽早向病人及家属说明康复巩固的必要性，指导病人及家属对病人按医嘱要求进行训练。但应提醒病人及家属重视以下两个问题。①进行训练的条件：安静时心率在 90 次 / 分以下，收缩压在 160 mmHg 以下，舒张压在 95 mmHg 以下；无活动时心绞痛、心力衰竭症状及明显心律失常；②保持正确的床上卧位:正确的床上卧位可以对抗异常姿势形成，防止足下垂、足内翻、腕下垂等。护士应指导病人家属掌握正确仰卧、健侧卧位和患侧卧位的要领。

04 | 癌症的护理健康教育

一、概述

肿瘤是机体在各种致瘤因素作用下，局部组织的正常细胞异常增生而形成的新生物，常表现为局部肿块。根据肿瘤对人体的危害程度将其分成良性和恶性两大类。通常所讲的癌症指的是所有的恶性肿瘤，是当前严重影响人类健康，威胁人类生命的主要疾病之一。据世界卫生组织公布，20 世纪 80 年代全世界癌症每年发病约 700 万人，死亡约 500 万人；90 年代每年发病约 1 000 万人，死亡约 700 万人。近几年的资料表明，癌症死亡在死因顺位中已居第三位。

癌症发生的原因复杂，目前认为是在内、外两方面致癌因素作用下，由机体细胞的遗传物质 DNA 发生基因突变而致，是一个长时间、多因素、多阶段的演化过程。癌症一般表现为局部肿块，恶性程度越高生长越快，当肿瘤压迫末梢神经或神经干受到刺激或压迫时可出现疼痛；消化道肿瘤生长较快，可继发感染甚至溃疡；体表及与外界相通的肿瘤，易发生破溃、血管破裂，可导致出血;肿瘤可导致空腔器官梗阻；晚期可出现转移症状。此外，恶性肿瘤还可引起贫血、低热、消瘦、乏力等全身症状，晚期可出现恶病质。防治的首要任务是早发现、早诊断、早治疗，治疗多采用手术、化疗、放疗为主，中西医结合、免疫治疗、内分泌治疗为辅的原则。

二、健康教育的内容

（一）有关癌症的基本知识

护士应综合病人对疾病了解的程度、对疾病知识的需求、家属的愿望以及保护性原则等因素，适当向病人解释有关的疾病问题。

（二）危险因素

自 20 世纪 70 年代以来，中国癌症死亡呈持续增长趋势，主要危险因素依次为吸烟、乙肝病毒感染、膳食不合理、职业危害及精神心理因素等。

1. 吸烟

吸烟是肺癌的主要危险因素之一。肺癌的发病率及病死率增长最为迅速，已超过癌症总死因的 20%，是癌症防治的重中之重。

2. 乙肝病毒感染

我国乙肝病毒的感染率达 60%，携带率大于 10%，是造成慢性肝炎、肝硬化及肝癌的主要原因。经常食用被黄曲霉素污染的食物也是导致肝癌的一个危险因素。

3. 不合理膳食

近 20 年来，我国的膳食结构及生活方式明显西方化，使城市和富裕农村中超重、肥胖者增多，引起肠癌、乳腺癌发病率上升。而贫困地区，癌症的高发与一些营养素的缺乏有密切关系，如食管癌病人缺乏硒等。

4. 职业危害

中国职业危害及由此所致癌症呈严重上升趋势。卫生部已将石棉所致肺癌、间皮瘤，苯所致白血病，砷所致肺癌、皮肤癌等明确为职业性恶性肿瘤。

5. 精神因素

精神压抑的人群癌症的发病率明显高于一般人群。良好的精神状态能够很好地调动神经内分泌功能，激活机体免疫系统，从而达到防病、治病的目的。

（三）消除危险因素的措施

1. 戒烟

2. 避免接触有害物质

做好职业防护，必要时应穿防护服及戴防毒面具，下班后洗澡并更换衣服，以免将有毒物质带回家中；新装修的房屋要经过检测，空气达标后再居住，每天开窗通风；黄曲霉素主要存在于发霉的粮、油、花生中，其预防措施主要是防霉。

3. 养成良好的饮食习惯

食用营养丰富的、以植物性食物为主的多样化饮食；不吃盐腌、发霉及富含色素、香精的食品，不饮烈性酒；少食或不食油炸、煎及熏的食品；每天食用新鲜水果和蔬菜，一方面，保证维生素和微量元素的摄入，另一方面，高纤维素有利于保持大便通畅，促进排出体内毒素。

4. 癌症病人更要注意合理饮食

适当的营养治疗既可改善营养状况，提高免疫力和对手术、放疗、化疗的耐受性，促进伤口愈合，减少术后感染，减轻毒副作用。每天要保证足够的蛋白质的摄入，如吃些瘦猪肉、牛奶、鸡蛋、家禽等，如果病人厌油腻荤腥，可用豆类食品代替。治疗期间可适当运用中医饮食疗法：如放疗后常有口舌干燥的表现，可多吃一些滋阴生津的甘凉食物，如藕汁、梨汁、绿豆汤、冬瓜汤、西瓜等；化疗期间，病人免疫功能下降，白细胞减少，食欲差，可吃枸杞、红枣、黄鳝、牛肉等有助于升高白细胞的食物以及山楂、萝卜等健脾开胃食品。

5. 休息与锻炼

病人要保证充足的休息与睡眠时间，同时应进行适当的活动，这样既可增进食欲，又可提高机体免疫力，加速康复过程。但进行体育锻炼要选择适当的方式和时间，以不感到劳累为限度。活动要循序渐进，根据自己的体力和功能恢复情况，慢慢增加活动量和活动范围。

6. 心理调节

大多数癌症病人表现为焦虑、抑郁、悲观绝望等心理障碍。应指导病人进行心理调节，正确面对现实、确立接受挑战的态度；学会表达内心想法和情感，诉说内心痛苦；学会自娱及精神放松的方法；增加兴趣，扩大交往范围。总之，保持乐观豁达的心态有助于调动自身潜能，增强机体免疫功能，创造康复的可能性。

（四）坚持遵医嘱接受化疗或放疗

健康教育者应向病人强调坚持遵医嘱按疗程接受治疗的必要性，并向病人及其家属介绍放疗、化疗时常见的副作用及其预防和处理方法，以使病人增强治疗的信心和勇气。常见的全身及局部反应及对策如下：

1. 恶心、呕吐

恶心、呕吐是化疗中最常见的副作用，一般用药后数小时即出现，发生的频率和严重程度因不同的药物和不同的病人而各异。为防止此类副作用，用餐时间最好在化疗开始前2～3 h及化疗后2 h。遵循清淡、少量多餐的原则，吃饭时尽量少喝汤水，少吃烤面包或饼干等比较干燥的食物，进食时要细嚼慢咽。嘱病人恶心时深呼吸或用其他方法来分散其注意力。对化疗反应较严重的病人，可用些甲氧氯普胺（胃复安）、昂丹司琼、格雷司琼等药治疗。

2. 口腔溃疡

口腔溃疡是抗代谢药和抗癌、抗生素类化疗药常见的副作用。在化疗期间，应加强口腔护理措施：①保持口腔清洁，饭后或睡前用软牙刷刷牙，进食前后可用漱口液或生理盐水漱口；②一旦疑有真菌感染立即用抗真菌含漱剂漱口；③进食温度适宜的流食、软食或特制饮食，不宜吃辛辣等刺激性食物；④为减轻疼痛，可在进餐前 15 ～ 30 min 用 0.5% 的利多卡因液加庆大霉素喷雾或冰硼蜜剂涂敷于溃疡面；⑤鼓励病人多说话、勤饮水，促进咽部活动，减少其充血水肿。

3. 骨髓抑制作用

用药期间应每周检查 1 ～ 2 次血常规，以便了解药物对骨髓抑制的情况，作为调整用药方案的依据。当白细胞下降至 3×10^9/L 或血小板降至 5×10^{10}/L 时，应停止化疗，同时要应用升高白细胞的药物，预防感染的发生，如嘱病人注意个人卫生；查看大小便有无出血倾向；室内要保持空气新鲜，阳光充足；外出时戴口罩，以预防交叉感染；必要时加用抗生素，做好消毒隔离等。当血小板 $<5 \times 10^{10}$/L 时，应告诫病人不要用力抠鼻，要用软毛刷刷牙，防止鼻腔、牙龈出血；当血小板 $<2 \times 10^{10}$/L 时，嘱其卧床休息，保持大便通畅，防止颅内出血及意外发生。此外，应加强营养以提高病人自身的免疫力，如选择动物肝脏、蛋黄、瘦肉等含铁丰富的食品。

4. 脱发

很多化疗药物对毛囊的损害可引起脱发和体毛脱落。告诉病人这种反应大多是暂时的，停药后毛发会重新生长。病人应使用温和的洗发液、柔软的梳子，可以将头发剪短，戴帽子、围巾或假发来保护头发或改善形象。

（五）癌症病人的康复训练

1. 乳癌术后患侧上肢的功能锻炼

及早进行能够促进患肢的血液循环及淋巴回流，减少肢体肿胀，使之早日恢复正常功能。表 9–3 列举了乳癌术后患侧上肢功能锻炼的方案。对有些手术范围较大的乳腺癌病人要根据病情、年龄、体力、切口愈合等情况，进行循序渐进的锻炼，不可操之过急。

2. 肺癌术后胸部的功能锻炼

（1）放松训练。病人因长期供氧不足而表现出精神紧张、烦躁不安，这种状态使耗氧量增加，呼吸急促长期得不到缓解。放松训练有助于改善这种状态，方法为：体位（包括卧、坐、站）。以坐位为例，最合适体位为前倾依靠位，即头向前，置于桌子上的枕垫上，两手放于枕垫下；然后意念性从头部、颈肩部依次放松到下肢，还可做肌紧张部位节律性摆动或转动，如做头颈的轻松的左右旋转、肩关节前后摆动和肩部上下前后耸动等，均有利于相应肌群的放松。

（2）呼吸训练。重建生理性腹式呼吸是肺癌术后病人的首要任务。其方法为：仰面平卧，将手放于胸前和腹部，膝关节屈曲，膨起腹部的同时，缓慢地从鼻孔吸入空气，然后再缩小嘴唇，将气缓慢吐出。

（3）咳嗽训练。嘱病人取坐位或半坐位或直立位，上身尽量坐直，屏住呼吸3～5 s，然后慢慢地尽量由口将气体呼出；在呼气时，肋骨下缘会降低，并且腹部会下陷；做第二次深呼吸，屏住气，然后嘱病人发"啊、哈"的声音，用力地自肺的深部将痰咳出来。如无痰者，做两次短而有力的咳嗽，做完咳嗽后休息。每次咳嗽次数不宜过多，要根据体力情况，一般每次咳嗽2～3下，每天4～5次。

（六）定期复查

癌症经早期治疗后，一般很多病人可以康复甚至恢复工作。但部分病人仍有复发的可能。所以，病人应遵医嘱定期到医院进行必要的体检，及时发现问题并治疗，防止复发或转移。

05 | 糖尿病的护理健康教育

一、概述

糖尿病是以慢性高血糖为特征的代谢紊乱性疾病。其患病人数正随着人民生活水平的提高、人口老龄化、生活方式的改变以及诊断技术的进步而迅速增加。据WHO 估计，当前全世界约有 1.5 亿名糖尿病病人，预测到 2025 年将上升到 3 亿。据我国局部地区普查，糖尿病的发病率为 3.21%。

糖尿病按发病年龄和临床特点主要分为 1 型糖尿病和 2 型糖尿病。其病因和发病机制尚未完全明了，但可以肯定是遗传因素及环境因素共同作用的结果。糖尿病对健康的危害主要是其急性或慢性并发症，前者包括各种感染、酮症酸中毒、高渗性非酮症糖尿病昏迷、低血糖症以及糖尿病乳酸酸中毒，若不能得到及时救治，会在极短的时间内导致严重的后果，甚至危及病人的生命；后者主要有冠心病、脑血管病、糖尿病肾病、糖尿病引起的视网膜病变、神经病变和糖尿病足等，这些都严重影响病人的生活质量，若不控制其发展，最终会致残或致死。糖尿病的治疗强调早期、长期、综合和个体化原则。国际糖尿病联盟提出了糖尿病现代治疗的 5 个要点，即饮食控制、运动疗法、血糖监测、药物治疗和糖尿病教育。

二、健康教育内容

（一）有关糖尿病的基本知识

向病人介绍有关发病、临床表现、并发症及其危害以及治疗原则等疾病知识。

（二）危险因素

糖尿病的危险因素很多，其中 2 型糖尿病的发生与环境因素、生活方式的关系密切。

1. 老龄化

糖尿病的发病率随年龄的增长而增高。40 岁以后患病率开始明显升高，50 岁以后急剧上升，到 60 ～ 65 岁时达高峰。

2. 肥胖

肥胖是糖尿病的主要危险因素，尤其是腹型肥胖。体重每增加 1 kg，患病的危险至少增加 5%。长期肥胖的人群患病率可高达普通人群的 4 倍，而且患病率随着肥胖程度的增加而增加。

3. 不良生活方式

包括体力活动减少、长期食用高热量方便食品及饮料等。热量摄入过多，尤其高脂肪或高糖饮食可导致脂肪堆积；而运动减少，能量消耗降低，则易引发肥胖。

4. 负性情绪

焦虑、抑郁、易激惹等可使血糖升高，并且作为诱因导致急性并发症。

（三）消除危险因素的措施

1. 合理膳食

提供合理的热量和食物成分的分配，有利于控制高血糖、防止低血糖。而对于 2 型糖尿病病人，尤其是超重或肥胖者，合理饮食能使体重下降，改善血糖、脂肪代谢的紊乱，减少降血糖药物的剂量，轻者甚至可无需药物而使病情得到控制。控制的要点有：

（1）制定总热量。首先按病人的性别、年龄和身高计算理想体重，结合其工作性质、生活习惯等，估计每日所需的总热量。对于营养不良及有消耗性疾病或有特殊需要者，如儿童、孕妇、乳母等应酌情增加，肥胖者酌减。

（2）确定食物基本成分比例。蛋白质含量应占总热量的15%～20%，动物蛋白质至少应占1/3。儿童、孕妇、乳母、营养不良或伴有消耗性疾病者可适当增加，脂肪占总热量的25%～30%，其中饱和脂肪酸＜10%，胆固醇＜300 mg/d。适当提高糖类的摄入量，不仅可以改善糖耐量，降低胆固醇和三酰甘油，还可以提高外周组织对胰岛素的敏感性，故提倡食用粗制米、面和一定的杂粮。

（3）合理分配。确定每日饮食中各营养成分的组成后，将热量换算成食物的重量，然后根据生活习惯、病情和药物治疗的需要制定食谱。可按每日三餐分配为1/5，2/5，2/5或1/3，1/3，1/3；也可按4餐分为1/7，2/7，2/7，2/7。

（4）多食高纤维素的食物。纤维素可延缓血糖、血脂升高，减少胰岛素和口服降糖药物的应用剂量，促进胃肠蠕动，防止便秘。每日饮食中纤维素的含量以不少于40 g为宜。主食应多食麦麸、南瓜、玉米、豆类食品，副食应多食芹菜、卷心菜、黄瓜、西红柿等含糖少的蔬菜。

（5）注意事项。进食应定时定量、有规律性，并配合降血糖药物；糖尿病控制稳定时，可吃含糖量低的水果，但要计算在每天的总热量内。忌食葡萄糖、蔗糖、蜜糖及其制品、高脂肪、高胆固醇的食物；限制饮酒，食盐的摄入应限制在10 g/d以下。

2. 适当活动与运动运动疗法

可以改善葡萄糖的利用率，提高胰岛素的敏感性，改善心肺功能及血脂代谢紊乱，有利于糖尿病的病情控制，减少并发症的发生。运动应选择低至中等强度的有氧运动。主要的运动种类有步行、慢跑、游泳、划船、骑自行车、爬坡、上下楼梯等耐力运动，时间为0.5～2 h，适用于血糖在11.1～16.8 mmol/L以下的2型糖尿病病人及1型稳定期的病人。注意事项有：①不宜在早晨锻炼，因早晨气温较低，体内交感神经兴奋性增强，遇冷空气刺激或劳累易突然引发。所以，最好将锻炼时间改为下午或傍晚，饭后0.5～1 h开始运动较为合适。②运动不宜在降糖药物作用最强的时间进行，活动量较大者事前应适量增加饮食量，或适当减少降血糖药量。③应避免在将要进行运动的肢体上注射胰岛素，对于1型糖尿病病人，应餐前腹壁皮下注射胰岛素，以免运动使胰岛素吸收速度加快。④运动量要适当，避免短时间的剧烈运动，应循序渐进，以身体能够耐受为准。⑤当出现低血糖、酮症、严重感染、严重心血管疾病及微血管病变时，不宜进行运动。

3. 心理调控

由于糖尿病是一种慢性终身性疾病，病人易出现焦虑、抑郁、易激惹等负性情绪。

应帮助病人认识不良情绪的危害，了解坚持治疗的益处，鼓励其树立自信心，保持乐观稳定的情绪。

（四）糖尿病病人的足部护理

糖尿病病人中足坏疽的发生率比非糖尿病病人高 17 倍，由于周围神经病变造成动脉硬化及足部防护性感觉丧失，以至于糖尿病足常常在不知不觉中发生。糖尿病足是病人截肢、致残的主要原因，还可诱发败血症、脓毒血症、肺部感染、泌尿系感染等，给病人带来极大的痛苦。因此，在控制糖尿病整体病情的同时，一定要加强足部保健护理。注意以下几点：①保持足部卫生；②防止足部皮肤干裂；③避免足部损伤造成感染；④保持脚的干爽并注意保暖；⑤每日进行适量运动，行动不便的病人给予足部按摩。

（五）坚持正确用药

1. 口服降糖药的使用

主要有磺脲类、双胍类、α–葡萄糖苷酶抑制药和噻唑烷二酮类 4 类降糖药。要遵医嘱服用降糖药，一般在餐前 30 min 内。服药后要在规定的时间内用餐，以免出现低血糖反应。服药过程中可能出现胃肠道反应，如服用双胍类降糖药会出现口干苦、金属味、厌食等症状，进餐中服药及从小剂量开始可减轻此副作用。另外，病人不能随意增减口服药的剂量，也不可间断用药。

2. 胰岛素的使用

（1）胰岛素的储藏：不能冰冻保存，应储存在阴凉处或冰箱的保鲜层内。避免温度过高（>30℃）、过低（<2℃）及剧烈晃动。过期或出现结晶不能再使用。

（2）注射时间：餐前 30 min 内，只可提前，不能延迟。

（3）注射前准备：洗净双手，对胰岛素的瓶塞、瓶盖进行消毒处理。抽取前要看清标签上的剂量、浓度，剂量要准确无误。混合抽取时应先抽普通胰岛素，再抽精蛋白锌胰岛素，晃动注射器，使药液摇匀后再注射。

（4）注射部位：吸收快慢按顺序为腹壁、上臂三角肌、大腿前外侧、臀部，注射部位要交替使用，2 周内不要在同一点上注射 2 次以上。避免在肚脐周围直径为 2 cm 的范围内注射；痣、硬结、瘢痕处不能注射；出现硬结应热敷、理疗。

（5）注射方法：皮下注射，消瘦者可提起皮肤注射。拔针后按压注射处几秒钟，勿揉搓。

（6）胰岛素副作用：主要为低血糖反应，多发生于胰岛素作用最强时。一旦发生低血糖，应立即平卧进食糖水或糖块，严重者去医院治疗。其次为变态反应，表现为注射部位瘙痒、出现荨麻疹，可伴有恶心、呕吐、腹泻等胃肠道症状，罕见严重变态反应。一旦出现，立即停止用药并去医院治疗。

（六）自我监测和定期复查

由于持续的高血糖会导致糖尿病的各种并发症，因此，病人应学会血糖、尿糖的检测方法并定期到医院进行眼睛、心脏、足部、肾功能、血压、胆固醇等的检查。

1. 尿糖的测试

2. 血糖的测试

胰岛素调试阶段应每周测血糖 3 ～ 4 次，必要时每日监测，病情稳定后每周 1 次。可使用血糖监测仪或定期到医院复查，为调整药物剂量提供依据。

3. 眼部全面检查

①在确诊糖尿病时要全面检查眼部，以后每年检查一次，已有视网膜病变者应每年复查数次；②女性病人在计划怀孕前 12 个月内及确定怀孕时应检查眼底；③当出现眼压增高、视力下降、已发现视网膜病变、不能解释的眼部症状、黄斑水肿等表现时也应及时就诊。

4. 其他检查

每 2 ～ 3 个月定期复查糖化血红蛋白（GHbA1c）或每 3 周复查果糖胺，了解糖尿病控制程度，以便及时调整治疗方案。每年全面复查1～2次，并着重检查血脂水平，心、肾、神经功能及眼底情况，以便尽早发现大血管、微血管并发症。

06 | 肺结核病的护理健康教育

一、概述

结核病是由结核杆菌引起的具有传染性的慢性、消耗性疾病，人体许多器官、系统均可患结核病，其中以肺结核病最为常见。当今，全球结核病正持续蔓延，我国结核病流行形势也十分严峻，据 2004 年全国结核病流行病学调查，我国现有结核菌感染者约 5 亿人，结核病病人 600 万人，其中传染性肺结核病病人 200 万人。每年因患结核病死亡的人数达到 25 万人，是各类传染病死亡人数总和的 2 倍。

肺结核病是一种顽固的慢性疾病，不及时、不规范、不彻底的治疗可导致疾病复发、恶化，产生结核菌耐药，形成难治性肺结核，从而成为慢性传染源。肺结核主要通过呼吸道传播，病人咳嗽、打喷嚏、大声说话时，可使带有结核菌的飞沫喷出体外，健康人吸入后被感染。人感染结核菌后发病与否，不仅取决于感染细菌的数量和毒力，更主要的是取决于人体对结核杆菌的抵抗力。绝大多数人因免疫机制健全而终生不发病，但少数人机体抵抗力低下时，入侵的结核杆菌会趁机繁殖而引发结核。肺结核病人的症状比较隐匿，可有低热、盗汗、疲劳、食欲缺乏、体重减轻、女性月经不调等全身表现，并可有咳嗽、胸痛、气短、咯血等。痰菌检查是诊断肺结核、发现传染源最准确的方法，对于诊断及疗效观察均具有重要意义。如果发现及时、治疗彻底，肺结核病是完全可以治愈的。但如果治疗不及时、不彻底，可并发自发性气胸、脓气胸、支气管扩张、肺心病等，也可随血行播散而导致脑膜、心包、泌尿生殖系统及骨结核。

二、健康教育内容

（一）有关肺结核的基本知识

向病人及其家人讲解本病的主要病原体、流行环节、临床特征、并发症、用药等疾病知识。

（二）肺结核病人的自我保健

1. 饮食

以高蛋白、高热量、高纤维素饮食为宜。每日蛋白质的摄入量应为 80 ～ 100 g，其中优质蛋白质如肉、禽、水产品、蛋、乳及大豆制品应占 50% 以上，最好每日补充 500 g 牛奶；病人在疾病恢复期每日脂肪的摄入量不宜过高，以 1 ～ 2 g/kg 为宜，并注意荤素搭配适当，不要过分油腻，以免影响消化；应注意多食富含钙、维生素 B、维生素 C、维生素 D 和无机盐的饮食，B 族维生素有改善食欲的作用，维生素 B 还可对抗由于应用异烟肼治疗而引起的不良反应，如谷类、豆类、酵母、各种干果及坚果、动物内脏、瘦肉和蛋类含有丰富的维生素，各种动物内脏、蛋、奶、豆和绿色蔬菜、鳝鱼、虾、蟹等含有较为丰富的维生素 B_2，维生素 C 有利于病灶愈合和血红蛋白合成、新鲜的蔬菜、水果中富含维生素C。钙有利于病灶的钙化，要注意补充；注意膳食中纤维素的供给量以保持大便通畅，尤其咯血的病人更应注意。

肺结核病人进行抗结核治疗过程中，尤其在应用异烟肼、利福平等药时，一些食物常会引起食物中毒或过敏，常见不宜食用的食物有茄子、牛奶、菠菜、某些鱼类及乳糖或含糖的食品。

2. 休息与活动

疾病活动期病人应以卧床休息为主。当毒性症状消失、病灶活动性减退时，可以恢复适当的体力活动，活动量以不引起疲劳或不适为宜。

3. 环境

病人居室应经常开窗通风、换气，保持空气新鲜。

4. 症状护理

肺结核病人以低热、盗汗、乏力、咳嗽、咯血为主要临床表现，护士应告知病人及家属自我护理方法。当出现盗汗症状时，应及时用温毛巾擦干汗液，并更换潮湿的内衣、被单等，以免着凉或引起压疮。当出现咯血时，应采取患侧卧位卧床休息，尽量咳出气管内血，轻轻呼吸，不可屏气，情绪不要紧张，同时冰袋置于患侧胸部，大咯血时要保持呼吸道的通畅，暂禁食，待咯血停止后，再进温、凉、无刺激性的流质饮食。每次进食量以不超过 150 ~ 200 mL 为宜，少量多餐。避免进食过热和辛辣刺激性的食品、饮料，以防止引起肺部血管扩张而诱发和加重咯血。

5. 心理调控

精神因素与肺结核的发生、发展有一定关系。应结合病人的心理特点，做好细致的解释工作，以耐心、温和的态度与病人建立良好的交流氛围，耐心倾听、详细解答病人提出的问题，消除其焦虑、紧张、恐惧、害怕的心理；鼓励病人的亲朋给予其尽可能多的关怀、爱护、支持与鼓励；指导病人正确对待疾病，增强战胜疾病的信心，使病人能遵医嘱积极主动进行合理全程化疗。

6. 其他

活动性肺结核病人不宜结婚，因排菌者会将结核病传染给爱人。而且婚后性生活、家务劳累、生育都会加重病人病情；女性活动性肺结核病人，在患病期间不宜生育，因为妊娠期内分泌改变、早孕反应、营养与代谢变化、分娩时体力消耗过度，以及产后哺乳等因素均能引起病人病情恶化；同时，还可能通过胎盘传染胎儿，使新生儿患有宫内感染结核病。另外，如果结核病人产后不注意与新生儿隔离，也可通过呼吸道将疾病传染给婴儿。

（三）坚持正确用药和定期复查

1. 让病人了解坚持正确用药的重要性

化疗对结核病的控制起着决定性作用，必须坚持早期、联合、适量、规律和全程的化疗原则。

2. 直接督导化疗

即指直接督导下的短程化学疗法。在传染性肺结核即痰菌阳性病人的整个治疗过程中，每次用药都必须在医务人员的监督下进行，未能按时用药者，必须当天给予补服。对于农村，特别是山区众多的病人，难以全部实行直接督导化疗，需要病人家属及其亲朋好友发挥督促作用，以免因病人的自身原因间断用药而导致疗效降低甚至治疗失败。

3. 注意药物的毒副作用

应用异烟肼时应避免与抗酸药同时服用，注意消化道反应、肢体远端感觉及精神状态；应用利福平时应注意有无变态反应，此药还会加速口服避孕药、口服降糖药、茶碱、抗凝血等药物的排泄，使药效降低或失效；应用链霉素时应进行听力检查，注意听力变化及有无平衡失调，用药前、后 1～2 个月复查一次，定期检查尿常规及肾功能的变化；应用吡嗪酰胺应注意有无关节疼痛、皮疹等反应，避免日光过度照射；应用乙胺丁醇时应注意检查视觉灵敏度和颜色的鉴别力，用药前、后每1～2 个月检查一次；应用异烟肼、利福平、吡嗪酰胺及对氨基水杨酸时应注意肝毒性，定期查肝功能，一般每月 1 次。

4. 定期复查

肺结核病人的治疗和康复是一个漫长的过程，在这个过程中，定期复查是及时掌握病情演变和转归的必要手段，其目的是了解治疗效果，如病灶是否吸收，痰菌是否阴转等，也就是评估所采取的化疗方案是否合理、有效。另外，通过定期复查还可以及时发现药物的不良反应，以便及时处理。

（1）复查时间及内容。治疗中的病人，应每月复查痰菌、血尿常规和肝、肾功能以及视、听觉的变化，每 1～3 个月做一次胸部 X 线检查；对已完成疗程，达到临床治愈已停药的病人，开始每 3 个月复查一次，以后每半年复查一次，直到 3 年为止，以后每年应常规体检。

（2）指导病人正确留取痰标本。病人留取痰标本前用清水漱口，所留痰液以晨起时咳出者为佳，因为晨起时的痰液内含结核菌较多；在做深呼吸数次后，收腹用力咳出来自支气管深部的脓性或黏液性痰液，痰量不少于 3 mL，避免留取唾液或鼻咽部分泌物；如果无痰或痰液过少，可给予 3%～ 10% 的高渗盐水雾化吸入，以刺激咳嗽；留取痰标本要使用专用的痰盒，要注意将痰盒的盒盖盖严，以减少污染，并及时送检；在治疗期间留取培养标本时，应在停药 48 h 后留取；一般需要连续 3 d 留取痰液进行检查，以提高痰菌的检出率。

（五）消毒隔离的方法

对于肺结核病人，尤其是处于排菌期的肺结核病人，在家中应实行隔离，分泌物和日常生活用具要处理，以免传染其他家庭成员。具体措施为：①最好给病人一间空气流通、阳光充足的房间，并经常开窗通风；②病人用过的餐具应先煮沸 5 min 再清洗，剩余饭菜煮沸 10 min 后弃去，用具、便器、痰具用后煮沸消毒，或用 1% 过氧乙酸浸泡 1 h；③痰液吐入硬纸盒或纸袋中，焚烧处理，或吐在痰杯内加等量 1% 消毒灵加盖浸泡 1 h 消毒；④病室、被褥、书籍可用紫外线照射或日光曝晒消毒；⑤病人痊愈后，房间要进行彻底消毒，可将艾卷点燃或将米醋按每立方米空间 1～2 调羹放在火炉上熏蒸，再用 3% 含氯石灰上清液或 3% 的甲酚（来苏尔）向空间、地面喷雾，关闭门窗 1～2 h；⑥病人应减少与他人接触的频率，尽量不到公共场所，必须到公共场所要戴口罩，咳嗽时应捂住口鼻，指导病人养成不随地吐痰的良好卫生习惯；⑦实行分餐制。

（六）肺结核的预防

1. 管理传染源
对开放性肺结核病人要早发现、早诊断、早隔离、早治疗。

2. 切断传播途径
对开放性肺结核病人重点进行呼吸道的隔离。

3. 保护易感人群
①对于一般人群，应加强营养，锻炼身体，避免过度疲劳，保持愉悦的身心，以增强机体的免疫功能；②对于结核病的易感人群、新生儿和儿童以及结核菌素试验阴性者，要按时接种卡介苗；③对于结核病的密切接触者，要定期体检，必要时进行结核菌素试验，强阳性者进行预防性服药；④对于某些特殊病人，如风湿热、哮喘病病人，应避免滥用激素，以免造成机体抵抗力的下降，而感染结核病。

07 | 艾滋病的护理健康教育

一、概述

（一）艾滋病护理健康教育的意义

艾滋病（AIDS）又称获得性免疫缺陷综合征，是由人类免疫缺陷病毒（HIV）引起的、机体免疫功能遭破坏并导致多种严重并发症的疾病，是法定管理的重点传染病。

目前，遏制艾滋病流行的最好方法就是大力开展全社会预防艾滋病的健康教育，增强全民自我保护意识，促使人们采纳健康的生活方式，避免高危行为，减缓艾滋病的蔓延趋势，控制艾滋病的暴发流行，最大限度地降低艾滋病给个人、家庭和社会带来的影响和危害。这不仅是开展艾滋病健康教育的最终目标，也是中国预防控制艾滋病的基本策略。

艾滋病护理健康教育的目的：①要求护士提高针对社区群众、HIV 感染者和 AIDS 病人开展艾滋病防治健康教育的能力；②要求护士提高对艾滋病危害性的认识，加强自我防护意识和能力，避免或减少艾滋病的职业暴露。

（二）防治艾滋病的知识要点

（1）艾滋病是一种危害大、病死率高、可以预防的严重传染病。目前，艾滋病尚无有效疫苗和治愈药物，但已有较好的治疗方法，可以延长生命，改善生活质量。

（2）艾滋病通过性接触、血液和母婴三种传播途径进行传播。与艾滋病病毒感染者或病人的日常生活和工作接触不会被感染。

（3）洁身自爱、遵守性道德是预防经性接触感染艾滋病和性病的根本措施。

（4）正确使用质量合格的安全套（避孕套），及早治疗并治愈性病可大大减少感染和传播艾滋病、性病的危险。

（5）共用注射器静脉吸毒是感染和传播艾滋病的高危险行为，要拒绝毒品，珍爱生命。

（6）避免不必要的注射、输血和使用血液制品。必要时使用经艾滋病病毒抗体检测合格的血液和血液制品，并使用一次性注射器或经过严格消毒的器具。

（7）对感染艾滋病病毒的孕产妇及时采取抗病毒药物干预、减少产时损伤性操作、避免母乳喂养等预防措施，大大降低胎儿、婴儿感染的可能性。

（8）艾滋病自愿咨询检测是及早发现感染者和病人的重要防治措施。

（9）关心、帮助、不歧视艾滋病病毒感染者和病人，鼓励他们参与艾滋病的防治工作，是控制艾滋病传播的重要措施。

（10）艾滋病威胁着每一个人和每一个家庭，影响着社会的发展和稳定，预防艾滋病是全社会的责任。

二、艾滋病病人的护理指导

大多数 HIV 感染者和初期病人基本上和健康人一样，没有必要住院。用于艾滋病治疗的药物大多可在家服用，同时家庭护理能充分考虑病人的情感需求，这对病人及其家属都是有益的。晚期艾滋病病人会出现多种机会性感染，应住院治疗。医务人员有义务为病人提供医疗服务，包括处于疾病潜伏期、发病期及病人去世后整个过程的心理疏导、监管、治疗、护理，污染物的处置等，并且应将艾滋病健康教育贯穿始终。

（一）护理者有责任、有义务对艾滋病感染者（病人）的情况保密

护理者有义务对 HIV 感染者和病人的各种情况、资料保密，如姓名、住址、感染途径等。不应与无关人员谈论所护理病人的病情和其他情况，以便为感染者和病人及其家庭创造一个宽松的生活环境。

（二）心理护理

一般人在得知自己感染了 HIV 后可能有震惊、羞愧、恐惧、悲观厌世等反应，极端的甚至产生报复社会的想法。此时，心理护理的目的是尽快使他们平静下来，冷静面对现实。

（1）克服悲观厌世、愤怒的偏激情绪从感染到发病还有很长时间，生存时间的长短在很大程度上由自己把握，因此，应引导病人多想一些美好的事情，保持平静的心态，注意精神上的放松。

（2）鼓励病人对生存充满希望，应该相信，随着科学的发展，科学家们在不久的将来会研制出有效的治疗药物。为了家庭和亲人而活着是感染者的责任。

（3）要理解病人的各种情感，避免流露不良情绪，在感染者或病人情绪低落、感到孤独的时候，可用抚摸病人的形式表示理解和关爱，尊重他们的意愿。护理者

要保持情绪平稳，无意识的情绪流露可能破坏相互间的融洽关系，甚至导致感染者或病人离家出走、自杀等严重事件的发生。

（三）日常生活护理

1. 体征的观察

留意感染者和病人的日常生活规律有无特殊改变，如进食、起居、情绪等。除督促病人按时服药外，还应注意观察其呼吸、皮肤、口腔的状况，大小便次数及疮口出血或分泌物情况。做好记录，及时反馈给医生。

2. 口腔、皮肤的护理

进入发病期的病人免疫力很快下降，极易出现口腔溃疡，卡波西肉瘤及其他损害，要帮助病人保持口腔和皮肤清洁，衣着要柔软宽松，床铺要平软。对卧床不起的病人应定期翻身，防止发生褥疮。

3. 相关脑病的护理

晚期病人常出现反应淡漠、记忆力减退和痴呆等脑神经损害的表现。护理者应注意观察，尽早发现及时报告医生。

4. 定期体检并治疗

指导 HIV 感染者或病人按当地卫生防疫部门的要求，到指定医院就诊和定期接受体检，遵医嘱配合治疗。

5. 营养护理

加强营养可以改善病人的健康状况，预防各种机会性感染。鼓励感染者或病人按时吃饭、不偏食。注意食品卫生，注意选择易消化的食品，创造和谐温馨的进餐气氛，不当的食物可能损伤口腔或加重腹泻，必要时进食半流质或流质食物。

6. 劝导病人戒除烟酒

吸烟和饮酒会促使机体免疫功能下降并加重肝脏的代谢负担。饮酒还会导致意志失控，引发不安全性交等。

7. 参与正常生活

鼓励病人适当参与工作，保持与朋友和邻里的往来。适度地工作不仅是谋生的需要，也是一种精神上的寄托。如果遭到了拒绝和冷遇，也不要过于伤感，学会不要在意他人的偏见。

8. 家庭内的性生活

通过避免性行为来减少 HIV 经性途径传播是很难做到的。如果有性需求，应正确使用安全套；或者通过性交以外的方式获得满足，如拥抱、抚摸、亲吻等。此外，还应指导怀孕与生育。

（四）日常用品的清洁与消毒

家具可用普通家用清洁剂进行擦洗。不必对感染者或病人用过的坐式马桶、便盆等进行特殊的消毒；餐具用常规的洗涤方法洗涤即可。被感染者或病人体液污染的物品，应进行消毒。用于乙肝病毒的消毒剂，完全可用于 HIV 的消毒。物品消毒方法如下：

（1）温度计，盛器内加入 70%～75% 的乙醇，每次用后放入并盖严。

（2）污染的废弃物、医用敷料、分泌物、排泄物放入结实的一次性袋内，必要时可以加套一层，直接焚化或高压消毒后处理。

（3）污染的衣物和床单，可放入 2% 含氯石灰溶液内浸泡 30 min 后洗涤，尽量用煮沸及高压蒸汽消毒方法，不宜煮沸的物品可用 2% 戊二醛、70% 乙醇等浸泡 10 min 后再洗净。

（4）污染的环境及物体表面消毒，用家用含氯石灰或次氯酸钠（1:10 稀释）以及乙醇等及时清除溅出的血液和体液，步骤为：戴手套→用一次性吸水物品清除污物→消毒污染的表面后清水洗净→废物处理同上。大面积溅出应先用一次性纸巾盖住，用次氯酸钠（1:10 稀释）浸泡后再按上述步骤处理。

三、医护人员的自身防护

医护人员在日常护理和治疗过程中，如果心情紧张、操作或防护不当，会引起交叉感染等意外事故。医护人员要明确自己具有的双重责任，首先尽量使病人不发生机会性感染，其次要防止自己和家人受到感染。

（一）一般护理注意事项

医务人员从事对艾滋病病人的治疗和护理时，如果遵循消毒隔离常规，一般是安全的。但当皮肤有破损、湿疹时则不宜参加直接的医护工作。在医疗服务过程中因锐器刺伤皮肤有可能导致医务人员感染 HIV 病毒。因此，医护人员在工作中做好自身防护是非常重要的。

1. 自我保护措施

（1）手套。在有可能接触到病人的血液、体液、分泌物或其他污染的物品时，要戴上橡胶手套，必要时戴双层。手套破裂应及时更换。如果皮肤有破损、炎症，应用防水绷带包扎并戴双层手套，每次接触病人后都要用流动的水和肥皂洗手。在有把握防止感染的情况下可尽量少用手套，如一般的室内清洁工作、喂饭、帮助病人走动等，这样可以减轻病人的心理负担，创造相互信任的良好氛围。

（2）口罩或防护眼镜。一般接触病人可不戴，但当有可能发生病人的体液、血液、分泌物飞溅时，尤其是在气管插管、静脉切开或手术时必须佩戴。

（3）穿隔离衣或围裙。对病人或感染者实施手术有可能被污染时，应穿防水隔离衣或围裙。

2. 用过的注射器具处理

禁止将使用后的一次性注射器重新套上针头套，须按操作规程做处理。污染了的一次性医疗用品应该焚烧处理，不可作为普通垃圾丢弃。用过的刀片等锐器应安全处置。整个过程禁止用手直接接触。

（二）医疗操作中的防护

1. 防护步骤

戴手套（必要时戴双层）→穿隔离衣→戴防护眼镜→穿防水围裙→鞋套→小心处理操作中的污染物→用毕的针头和尖锐器具放入坚固的容器内消毒→废弃物处理→操作完毕后的个人消毒。

2. 侵袭性诊疗及护理操作的注意事项

要保证充足的光线，并特别注意防止被针头、缝合针、刀片等锐器刺伤或者划伤。

（三）发生暴露后的处理

职业暴露是指医务工作者、实验室工作人员及有关监管人员在从事 HIV/AIDS 诊断、治疗、护理、预防、检验、管理过程中，暴露于含有 HIV 的血液、体液和实验室培养液的情况。近年来，我国 HIV 感染者和病人数量快速增加，意外暴露情况不断出现，对 HIV/AIDS 的职业暴露的防护非常重要。

不同暴露途径的感染概率不同，医源性感染单次暴露传播效率为 0.5%，在各种传播途径导致的感染中所占比例 < 0.1%。医护人员一旦发生暴露应根据情况采取以下措施：

1. 局部处理

用肥皂和流动水清洗污染的皮肤，被暴露的黏膜，如口腔、眼结膜应反复用生理盐水冲洗。如果有伤口，应在伤口旁端轻轻挤压，尽可能挤出损伤处的血液，再用肥皂液和流动水进行冲洗；不应进行伤口的局部挤压。受伤部位冲洗后，用75%乙醇或者0.5%碘伏消毒，并包扎伤口。

2. 专家评估、药物预防与随访

医务人员发生艾滋病职业暴露后，医疗卫生机构应当派专家对暴露的级别和暴露源的病毒载量进行评估。根据评估情况实施预防性用药，给予随访和咨询。需要用抗病毒药者应坚持按剂量和疗程服用，并在暴露后的第4周、第8周、第12周及6个月时进行HIV抗体检测，对所服用的药物毒性进行监控和处理，观察和记录HIV感染的早期症状等。

3. 暴露情况的登记

相关医疗卫生机构应对HIV职业暴露情况进行登记并逐级上报，内容包括发生时间、地点及经过、暴露方式、部位及损伤程度、暴露源种类和含有HIV的情况、处理方法及处理经过、是否实施预防性用药、首次用药时间、药物毒副作用、用药的依从性情况、定期检测及随访情况等。

后记

为了做好临床护理与健康教育工作，充分运用预防保健思想做好临床护理，甘肃省中医院日前组织有关专家编写了"常见病的护理与健康教育"系列丛书。本丛书分概论、内科、外科、妇产科、儿科、骨科、急救科、五官科、肿瘤科、老年病科 10 个分册，简要介绍了常见病的概述、病因病机、临床表现、处理原则、护理措施、健康教育等内容，重点介绍了临床护理与健康教育的有关措施，供广大护理工作者在临床护理与健康教育工作中参考使用。编者希望通过本书的出版发行，为大家提供临床护理与健康教育的基本知识，并充分运用这些理论和知识做好临床护理与健康教育工作。在本书编写的过程中，我们充分结合了工作实际，力求科学严谨、通俗易懂、简明实用。由于编者水平有限、时间仓促，虽请各方面有关专家精心指导和斧正，但仍难免有疏漏之处。全书在编写风格、编写体例上也难免不足，望读者批评指正，以便修订再版时订正。本书的编写得到了甘肃省中医院各位领导和中山大学出版社等有关领导和专家的大力支持。在编写过程中也采用了其他书刊上的部分内容，在此一并表示感谢。

　　本丛书的编写，其中总主编王颖编写 12.2 万字，总主编张丽平编写 12.2 万字，执行主编郑访江编写 12.2 万字，执行主编祁琴编写 12.2 万字，执行主编郭雪梅编写 12.2 万字。其中概论一册李琰编写 12.4 万字，苏惠琴编写 8.2 万字，吕芳编写 6.2 万字，陈秀萍编写 6.2 万字，金俭英编写 6.2 万字。

编者

2013 年 6 月